临床疾病护理常规

李 宏 张艳琼 谭 莼 编著

汕头大学出版社

图书在版编目（CIP）数据

临床疾病护理常规 / 李宏，张艳琼，谭莼编著. --
汕头：汕头大学出版社，2021.12
　ISBN 978-7-5658-4538-3

　Ⅰ．①临… Ⅱ．①李… ②张… ③谭… Ⅲ．①护理学
Ⅳ．① R47

　中国版本图书馆 CIP 数据核字（2021）第 270549 号

临床疾病护理常规
LINCHUANG JIBING HULI CHANGGUI

编　　著：李　宏　张艳琼　谭　莼
责任编辑：郭　炜
责任技编：黄东生
封面设计：中图时代
出版发行：汕头大学出版社
　　　　　广东省汕头市大学路 243 号汕头大学校园内　邮政编码：515063
电　　话：0754-82904613
印　　刷：廊坊市海涛印刷有限公司
开　　本：710mm×1000 mm　1/16
印　　张：17
字　　数：260 千字
版　　次：2021 年 12 月第 1 版
印　　次：2022 年 5 月第 1 次印刷
定　　价：158.00 元
ISBN 978-7-5658-4538-3

目 录

第一章　医院环境

　　环境是人类生存和发展的基本条件,人类与环境相互影响。随着科学技术的进步和生产力发展水平的提高,人类创造了前所未有的物质财富,大大推动了社会文明的进步。但与此同时,生态破坏、环境污染、水资源短缺等问题也日益凸显,严重威胁人类生存与健康,环境保护日益受到人们的重视。作为医疗卫生领域的一员,护士有必要掌握与环境和健康相关的知识,充分利用环境中对人群健康有利的因素,消除和改善环境中的不利因素,促进人类健康,提高人群的整体健康水平,在工作中更好地承担维护人民健康的责任。

第一节　环境对健康的影响

　　人类的一切生产和生活活动都离不开环境,人类与环境之间相互依存、相互作用。人类的健康与环境息息相关,良好的环境条件有助于病人康复,促进健康;恶劣的环境条件和人为的环境破坏则对人类健康造成巨大威胁。随着社会经济发展,人口数量增加,自然资源被不断开发利用,相继出现的环境污染和环境破坏问题已经严重威胁到人类的生存与健康,人类所患疾病中有许多与环境中的某些致病因素有关。因此,人类在不断适应和改造环境的过程中,要深刻认识到环境因素对人类生存和发展的影响,既要适应和改造环境,又要保护和改善环境,二者协调发展,保持平衡,积极促进环境向有利于人类健康的方向发展,推动人类社会文明不断进步。

一、环境概述

(一) 环境的概念

环境是人类进行生产和生活活动的场所,是人类生存和发展的基础。环境对支持人类生命、生存及其活动十分重要。人与环境之间是辩证统一的关系。表现在机体的新陈代谢上,即机体与环境不断进行着物质、能量和信息的交换和转移,使机体与周围环境之间始终保持着动态平衡。机体从空气、水、食物中摄取生命活动所必需的物质,通过一系列体内过程合成细胞和组织的各种成分,并释放热量以保证生命活动的需要。同时,机体还进行分解代谢,产生的代谢产物经各种途径排泄到外环境,如空气、水和土壤中,被生态系统的其他生物作为营养成分吸收利用,从而形成生态系统中的物质循环、能量流动和信息传递。

环境是护理学的四个基本概念之一,被护理学家赋予了深刻的含义。护理学创始人南丁格尔(Nightingale)认为环境是"影响生命和有机体发展的所有外界因素的总和,这些因素能够延缓或加速疾病和死亡的过程";美国护理学家韩德森(Henderson)认为环境是"影响机体生命与发展的所有外在因素的总和";护理理论家罗伊(Roy)把环境定义为"围绕和影响个人或集体行为与发展的所有外在因素的总和"。可见环境是影响人类生存和发展的所有机体内部因素和外界条件的总和,环境因素能对人产生积极或消极作用,人也可以影响环境,人与环境间相互作用,相互影响。

(二) 环境的分类

环境是人类生存和生活的空间,分为内环境和外环境。

1. 内环境

内环境包括生理环境和心理环境。

(1)生理环境:为了维持生理平衡状态,人体内的各个系统,如呼吸系统、循环系统、消化系统、泌尿系统、神经系统、内分泌系统等,持续不断地相互作用,并与外环境进行物质、能量和信息的交换。

(2)心理环境:通常情况下,患病会对人的心理活动产生负面影响。同时,某些心理因素如急性或慢性应激事件,也是许多疾病如溃疡病、高血压的致病和诱发因素,可导致人体某些器官发生一系列病理生理变化。此外,心理因素对病人所患疾病的进程、配合治疗的程度和疗效、疾病的预后以及病人和亲属的生活质量均会产生不同程度的影响。

2. 外环境

外环境是指对生物体有影响的所有外界事物,包括自然环境和社会环境。

(1)自然环境:指人类周围的外环境,是环绕于人类各种自然条件的总和,是人类赖以生存和发展的基础。包括生活环境和生态环境。生活环境是指与人类社会生活相距较近、关系最密切的各种自然条件和人工条件,有人工环境特征。生态环境是指与人类社会生活相距较远,由生物群落及其非生物环境组成的不同类型、不同层次的生态系统所构成的大自然环境。

(2)社会环境:指人类生存及活动范围内的社会物质条件和精神条件的总和,包括社会交往、风俗习惯、政治、经济、文化、法律、教育和宗教等。社会环境对人的成长和发展具有重要作用,同时人类活动对社会环境产生深刻影响,而人类本身在适应和改造社会环境的过程中也在不断变化。

所有有生命的系统都包含内环境和外环境。内环境能够和外环境交换维持生命活动所需的物质、能量和信息,帮助有生命的系统适应外环境的变化。因此,维持内环境平衡是延续生命的必备条件,外环境对生物体的生活质量具有重要意义。

人的生理环境、心理环境、自然环境、社会环境之间是相互影响、相互制约的。无论生理、心理、自然和社会环境中任何一个方面出现问题,都可能影响人的健康。护理学家纽曼(Neuman)认为,人是一个多维的、整体的开放系统,包括生理、心理、精神、社会、文化、发展六个层面。罗伊(Roy)也强调人是生物、心理和社会的结合体。因此,人是一个整体,要考虑环境因素对整体人的影响。此外,人还是复杂的个体,生活在复杂的环境中,病人生理方面的疾病会影响其心理健康状况并由此产生心理问题,反之,心理问题也可能导致生理疾病。

二、环境因素对健康的影响

人体和环境都是由物质组成的。人类活动会影响环境,环境也能反作用于人类。人类由自然环境中进化发展而来,在正常情况下,人体与环境之间保持着动态平衡关系,一旦人体的内环境或外环境发生改变,打破了人体与环境之间的平衡关系,就可能增加人体患病的风险。如果环境遭受污染或破坏,致使环境中某些化学元素的含量或某些物质的性质发生改变,继而污染空气、水、土壤和生物,再通过食物链或食物网侵入人体,在人体内蓄积达到一定量时,就会破坏人体内原有的平衡状态,引起疾病,甚至贻害后代。随着人类的生产发展,自然资源被滥用和消耗,生态平衡日趋紊乱,对人类的生存和健康敲响了警钟。因此,人类在适应和改造环境的同时,要深刻意识到环境改变对人类生存和健康造成的现存的或潜在的危害,并积极探讨环境中影响人类健康的因素。

(一)自然环境因素对健康的影响

自然环境对人的影响是最具根本性的。良好的自然环境是人类生存和发展的物质基础。人类要改造自然环境,必须以保护自然环境为前提,否则势必造成严重的生态破坏。

1. 气候对健康的影响

自然环境的变迁和异常的气候现象,如台风、干旱、洪水、沙尘暴、雾霾等不仅对生态系统造成了严重破坏,也给人类的生存和健康造成了巨大威胁。另外,风寒、燥热、暑湿等气候与某些疾病的产生和发展有着密切关系。夏季环境温度较高,机体出汗带走大量水分和盐分,如果得不到及时补充,人体容易出现脱水。长时间处于高温环境中还可导致人体中暑,并可使高血压、心脏病、脑卒中等疾病的发生危险增加。如环境温度高伴空气湿度大,汗水聚集在人体表面,蒸发散热困难,人体会感到食欲下降、闷热难受,甚至可能出现眩晕。冬季环境温度较低,极冷的环境增加了呼吸道疾病和皮肤冻伤发生的危险。此外,冬季空气干燥,尤其在我国北方地区,呼吸道疾病、肺心病发生率较高。

2. 地形、地质对健康的影响

生物是地壳物质演化到一定阶段的产物,其与地壳物质始终保持着动态的平衡。自然环境中地形地质的不同,地壳物质成分的不同以及各种化学元素含量的多少均会对人类健康产生不同程度的影响。人体具有一定的生理适应和调节能力,但当自然环境中某些化学元素含量过多、过少或缺乏,超出了人体的调节范围时,就会影响人体的生理功能,引起特异性地方病的发生,危害人们的健康。如饮食、饮水环境中碘的缺乏会导致碘缺乏症的发生,患地方性甲状腺肿;土壤、水源环境中含氟量过多会导致地方性氟中毒,患氟骨症;此外,地方性心肌病、地方性砷中毒、克汀病等疾病的发生都与当地地质环境中某些化学元素的含量有关。

3. 自然环境因素失衡对健康的影响

随着社会的发展和科学技术的进步,人类在适应自然环境的同时,利用和控制自然环境的能力也在不断增强,人类活动对自然环境的影响越来越大。但人类活动也给自然环境带来了破坏。由于人类活动,有害物质进入环境,造成环境结构和功能发生变化,破坏了原有的生态平衡,引起环境质量下降,影响人类及其他生物的生存和发展,甚至导致某些疾病的发生,对人类的生存和健康构成严重威胁。如大量工业废弃物和生活废弃物的排放、人工合成化学物质的与日俱增,导致空气、水、土壤等自然环境受到破坏而威胁人类健康。

(1)空气污染:又称大气污染,按照国际标准化组织(ISO)的定义,空气污染通常是指由于人类活动或自然过程引起某些物质进入大气,呈现出足够的浓度,达到足够的时间,并因此危害了人类的舒适、健康和福利或环境的现象。按照空气污染发生的环境,可将空气污染分为室外空气污染和室内空气污染。

①室外空气污染:大气中污染物质的浓度达到有害程度,以致破坏生态系统和人类正常生存和发展的条件,对人或物造成危害。大气污染对健康的影响,取决于大气中有害物质的种类、性质、浓度和持续时间,也取决于个体的敏感性。有害气体在化学性质、毒性、水溶性等方面的差异,也会造成危害程度的差异。如浮尘对人体的危害作用取决于浮尘的粒径、硬度、溶解度、化学成分以及吸附在尘粒表面的各种有害气体和微生物等。大于 10 μm 的颗粒物,几乎都可被鼻腔和咽喉所捕获,不易进入肺泡。而 10 μm 以下的颗粒物,能通过眼、鼻、喉、皮肤等器官和组织,并经过呼吸道沉积于肺泡。肺内尘粒一旦超过肺本身的清除能力,就会沉积于胸腔内,导致肺及胸膜的病变,引起支气管炎、肺炎、肺气肿等疾病。另外呼吸道各部分的结构不同,对毒物的阻留和吸收程度也不尽相同。成年人肺泡总面积约 100 m²,而且布满毛细血管,毒物能够很快被肺泡吸收并由血液输送至全身。因此,毒物由呼吸道进入机体时的危害最大。

大气中有刺激作用的有害物质,如烟尘、二氧化硫、硫酸雾、氯气、臭氧等,能刺激上呼吸道黏膜表层的迷走神经末梢,引起支气管反射性收缩和痉挛、咳嗽、打喷嚏等。在低浓度毒物的慢性作用下,呼吸道的抵抗力逐渐减弱,会诱发慢性支气管炎等疾病。大气中无刺激作用的有害气体由于不能为人体器官所察觉,危害性较刺激性气体更为严重。

②室内空气污染:室内环境是人们接触最频繁、最密切的外环境之一。生活中,人们多数时间是在室内度过的,室内空气质量的优劣直接关系到每个人

的健康。随着社会经济的发展和生产生活方式的转变,人们室内活动的时间越来越多,尤其是近年来空气质量的下降和雾霾天气的增多,人们的户外活动越来越少,婴幼儿和老年人等体弱人群,由于机体抵抗力低下,户外活动的机会更少。因此,在一定意义上,室内环境对人类生产、生活以及公众健康状况的影响远远超过室外环境。

室内存在能释放有害物质的污染源或者室内环境通风不良均可导致室内空气中有害物质数量或种类的增加,使人们出现一系列不适症状。随着人们生活方式的改变,家用燃料的消耗量、食用油的使用量、烹调菜肴的种类和数量等都在不断增加。家用燃料产生的室内空气污染物在室内扩散和积累,一部分通过室内外空气的通风换气排到室外,使大气污染加重;一部分则弥散在整个居室空间,造成居室空气的污染。随着人们对住房质量追求的不断提高以及大量装修产品的不断增加,各种能挥发出有害物质的建筑装饰材料、人造板家具以及油漆、涂料等化工产品进入室内,成为室内重要的污染源。

吸烟同样污染室内空气。烟草中含有一种特殊的生物碱——尼古丁,对人的神经细胞和中枢神经系统有兴奋和抑制作用,毒性很大,是吸烟致病的主要物质之一。吸烟不仅对吸烟者本人有害,而且危及周围的人。吸烟者吸入体内的主流烟雾仅占一部分,其余大部分的烟雾都弥漫在空气中。生活和工作在吸烟者周围的人们不自觉地吸进烟雾尘粒和各种有毒的物质,称为被动吸烟。被动吸烟对婴幼儿、青少年及妇女的危害尤为严重。对儿童来说,被动吸烟可以引起呼吸道症状和疾病,并且影响儿童正常的生长发育;对孕妇来说,被动吸烟会导致死胎、流产和低出生体重儿。此外,被动吸烟会增加成人呼吸道疾病、肺癌和心血管疾病发病的危险。

(2)水污染:水污染指有害化学物质污染环境中的水从而造成水的使用价值降低或丧失。水是生命的源泉,是构成人体组织的重要成分,也是生命存在和经济发展的必要条件。水环境的质量直接影响人们的身体健康。由于水是自然环境中化学物质迁移、循环的重要介质,人类活动产生的污染物很大一部分以水溶液的形式排放。未经处理或处理不当的工业废水或生活污水排入水体，容量超过水体的自净能力，就会造成水体污染，直接或间接危害人体的健康。水污染对人体健康的影响主要有以下几方面：

①引起急性或慢性中毒：水体受化学物质污染后，通过饮水或食物链进入人体即可造成中毒。如氰化物在水中含量过高时，人饮用后就会发生急性中毒，表现为细胞内窒息。环境毒物本身可在人体内发生蓄积，所造成的损害也可逐渐积累，表现为慢性中毒。污染物所引起的急性中毒和慢性中毒是水污染对人体健康危害的主要方面。另外，水污染对农作物的危害、对水生生态系统的危害，及其造成的水资源紧张及经济损失，能够通过生态系统中的物质循环、能量流动和信息传递直接或间接地危害人的健康。

②致癌、致畸、致突变作用：某些有致癌、致畸、致突变作用的化学物质，如砷、镍、苯胺和其他多环芳香烃等污染水体后，长期接触或饮用被这些物质污染的水，可能诱发癌症，引起胎儿畸形或发育异常。

③导致传染病的传播和流行：人体通过饮用或接触被人、畜粪便等生物性污染物污染的水体，可能引起细菌性肠道传染病，如伤寒、痢疾、肠炎、霍乱等，如防治不及时，容易造成短时间、大范围的传染病暴发和流行。此外，水还可以传播各种寄生虫病。

（3）土壤污染：土壤是人类环境的主要因素之一，也是生态系统物质循环和能量流动的中心环节。它是各种废弃物的天然收容和净化处理场所。土壤污染主要是指土壤存积的有机废弃物或含毒废弃物过多，影响或超过了土壤的自净能力，引起土壤的组成、结构和性质发生变化。由于土壤中微生物活动受到抑制，有害物质及其分解产物在土壤中逐渐积累并通过"土壤→植物→人体"途径，或通过"土壤→水→人体"途径间接被人体吸收，从而在卫生学上和流行病学上产生了有害的影响。

被病原体污染的土壤能传播伤寒、副伤寒、痢疾、病毒性肝炎等传染病。这些传染病的病原体随病人或带菌者的粪便以及他们的衣物、器皿的洗涤污水污染土壤,在雨水的冲刷和渗透作用下,病原体又被带进地表水或地下水,进而引起与病原体相关疾病的传播和流行。此外,土壤污染还可以传播寄生虫病,如蛔虫病、钩虫病等。人与污染土壤直接接触,或生吃被污染的蔬菜、瓜果,即容易感染寄生虫病。

土壤被有毒化学物质污染后,对人体的影响大多是间接的。主要是通过农作物、地表水或地下水对人体产生影响。固体废物长期露天堆放,其有害成分在地表径流和雨水的冲刷、渗透作用下通过土壤孔隙向四周和纵深的土壤迁移,使有害成分在土壤固相中呈现不同程度的积累,导致土壤成分和结构的改变,植物又是生长在土壤中,间接又对植物产生了污染,有些土地甚至无法耕种。如德国某冶金厂附近的土壤被有色冶炼废渣污染,土壤中生长的植物体内含锌量为一般植物的 26~80 倍,铅为 80~260 倍,铜为 30~50 倍,如果人吃了这样的植物,则会引起许多疾病。

(4)噪声污染:噪声对人体的危害主要有干扰睡眠和休息、造成暂时性或永久性的听力损害等。轻度噪声可使人感觉厌烦、精神不易集中、工作效率降低;长期生活或工作在强噪声环境中的人会产生耳鸣、头晕、头痛、失眠、记忆力减退、唾液、胃液分泌减少,胃酸降低,易患消化道溃疡等疾病。儿童会出现智力发育迟缓、体重减轻等现象。

(5)辐射污染:辐射可源于日光、诊断用的 X 线、治疗的辐射以及工业的辐射,人体暴露在这些辐射下易造成灼伤,导致皮肤癌以及一些潜在的危害。辐射对人体的危害主要取决于人体在辐射环境下暴露的时间及辐射强度,除表现为癌症的发生,还可能会导致新生儿畸形或严重的先天性疾病,如大脑畸形、儿童发育迟缓等。

各种环境污染遍及全世界,环境问题的解决需要世界各国人民的持续关注和密切合作。人类的生存环境在不断地发生变化,需要人们在适应和改造环境的同时,要始终认识到环境与人类之间的辩证统一关系,提高环境保护意识,共同维护人类赖以生存的地球家园。

(二)社会环境因素对健康的影响

1. 社会经济

经济是满足人群的基本需求以及卫生服务和教育的物质基础。社会经济因素对健康的影响往往起着主导作用,涉及人类的衣、食、住、行以及社会、医疗保障等方面。人群的健康水平与社会经济发展水平有密切关系。一方面,社会经济的发展是提高人群健康水平的根本保证;另一方面,社会经济的发展也必须以促进人群健康水平的提高为先决条件。因此,人群健康与经济发展之间相互促进、相辅相成。

2. 社会阶层

在阶级社会中,必然有社会阶层的存在。社会阶层反映人们所处的不同社会环境,它蕴含着许多因素,如经济收入、教育程度、价值观念、卫生服务的利用、生活习惯等。上述因素的存在造成不同社会阶层的健康状况、健康观念千差万别。随着我国改革开放的不断深入,社会更加趋于多样化,不同社会阶层之间的经济和生活方式的差别逐渐扩大,健康状况也随之出现明显的差异。

3. 社会关系

人是生活在由一定社会关系结合而成的社会群体之中,包括家庭、朋友、邻里、工作团体等,这些基本社会群体共同构成社会网络。社会网络中人们之间相互关系的协调性及支持程度不仅是影响健康的因素,而且也是健康的基本内容。此外,人们在社会中彼此的相处方式、社会联系和社会身份等对健康也具有一定的意义。

4. 文化因素

文化指的是人类在社会历史发展过程中所创造的物质财富和精神财富的总和。与健康有关的文化因素包括:对症状的感知,倾向的治疗方式以及与营养、安全和生活相关的行为方式等。在人类社会的发展过程中,寻求适应环境的生活方式是文化的核心。文化的发展促使社会更适宜群体的生存,同时也影响人类的健康状况及疾病的模式。

5. 生活方式

生活方式是人们长期受一定文化、民族、经济、社会、风俗、规范,特别是家庭的影响而形成的一系列生活习惯、生活制度和生活意识。生活方式作为一种社会因素影响健康是指各种个人和社会的行为模式。它是个人先天和习惯的倾向,是经济、文化和政治等因素相互作用而形成的。虽然生活方式受自然环境的影响,但它作为一种社会行为,或者说是社会文化行为,在很大程度上受社会环境的影响和调节。同时,生活方式又是可以由个人控制的。

6. 卫生服务体系

卫生服务系统的主要工作是向个人和社区提供范围广泛的促进健康、预防疾病、医疗护理和康复服务,维护和改善人群健康。由于世界各国的社会发展水平和经济制度的不同,卫生资源的分配和利用差别悬殊,发展中国家较发达国家在健康水平和卫生资源方面存在很大的差距,世界卫生组织提出要本着社会公正的原则,采取国家和国际的有效行动,在全世界,特别是在发展中国家实施初级卫生保健。

三、护理与环境的关系

南丁格尔在护理工作中不断总结经验,多年的临床护理实践使她深刻地认识到环境对健康具有重要的影响,因此她提出"一般认为症状和痛苦是不可避免的,并且发生疾病常常不是疾病本身的症状而是其他的症状——全部或部分需要空气、光线、温暖、安静、清洁、合适的饮食等"。南丁格尔认为,造成病人痛苦的原因常常是环境因素未能满足病人的生存需求而并非仅仅是疾病本身的症状。因此,护士只有充分了解环境与健康和疾病的关系,才能完成护理的基本任务——促进健康、预防疾病、恢复健康、减轻痛苦;才能通过有效的护理行为增进病人舒适,促进病人康复,改善护理工作质量,提高护理工作效率。

(一)国际护士会的倡导

1975 年,国际护士会在其政策声明中概述了护理专业与环境的关系,保护和改善环境成为人类为生存和健康而奋斗的一个主要目标。该目标要求每一个人和每一个专业团队都要承担以下职责:保护人类环境,保护世界资源,研究他们的应用对人类的影响及如何避免人类受影响。同时,该声明也明确规定了护士的职责:

(1)帮助发现环境中对人类积极的和消极的影响因素。

(2)护士在与个体、家庭、社区和社会接触的日常工作中,应告知他们如何防护具有潜在危害的化学制品及有放射线的废物等,并应用环境知识指导其预防和减轻潜在性危害。

(3)采取措施预防环境因素对健康所造成的威胁。同时加强宣传,教育个体、家庭、社区及社会对环境资源进行保护的方法。

(4)与卫生部门共同协作,找出住宅区对环境及健康的威胁因素。

(5)帮助社区处理环境卫生问题。

(6)参与研究和提供措施,早期预防各种有害环境的因素;研究如何改善人们的生活和工作条件。

(二)保护人类健康,满足人们需要

环境污染危害人类健康,这是多年来人类实践活动得出的结论。控制环境污染,维护人类健康已成为护理人员的迫切任务。随着社会经济的发展和人民生活水平的提高,人们对环境质量的要求也越来越高,人们需要清洁、舒适、安静、优美的生活和工作环境。为了满足人们的需要,护士有责任和义务学习和掌握有关环境的知识,并运用自身拥有的知识,积极主动开展健康教育,提高人们的环境保护意识,努力保护和改善环境,为人类的健康事业做出贡献。

第二节　医院环境

医院是指以向人提供医疗和护理服务为主要目的的医疗机构。随着现代医学模式的确立,医院的功能从单纯的治疗疾病的场所向具有预防、治疗、保健、康复等多种功能的健康服务中心转变。以服务对象为中心是现代化医院最重要的特征,护理服务对象不仅包括患病的人,也包括健康的人。其工作内容涉及人的生理、心理、社会、精神、文化等多个层面的护理,以及人的生命周期各个阶段的护理。工作场所也由原来的医院逐步向家庭、社区、学校、幼儿园、工厂敬老院等范围扩展。以健康照顾为目标的医疗环境,应该对人产生积极的影响,对健康具有促进作用,并能满足人们的基本需要。医院作为以诊治疾病、照顾病人为主要目的的医疗机构,是为病人提供医疗卫生服务的重要场所。提供安全、舒适的治疗环境是护士的重要职责之一。医院环境的安排和布置都要以服务对象为中心,并考虑环境的舒适与安全,尽量减轻服务对象的痛苦,促进其康复。

一、医院环境的特点及分类

(一) 医院环境的特点

医院是对特定的人群进行防病治病的场所,是专业人员在以治疗为目的的前提下创造的一个适合病人恢复身心健康的环境。个体在生命过程中都有可能接触医院环境,医院能否为病人提供良好的治疗性环境,不仅可以影响病人在就医期间的心理感受,还可以影响病人疾病恢复的程度与进程。同时越来越多的医院管理者也意识到医院环境的优劣是影响医疗护理质量和病人满意度的重要因素。因此,医务人员积极为病人创造安全、舒适、优美的适合健康恢复的治疗性环境是十分必要的。良好的医院环境应具备以下特点:

1. 服务专业性

在医院环境中,医务人员的服务对象是病人,病人是具有生物学和社会学双重属性的复杂生命有机体。因此,医院中医护技术人员在专业分工越来越精细的同时又强调团结协作,以提供高质量的医学综合服务。由于护理人员在提高医疗服务质量中起相对独立的作用,因此现代医院对护理人员的专业素质要求也在不断提高,要求其应具有全面的专业理论知识、熟练的操作能力和丰富的临床经验,能够科学地照顾病人,为其提供专业的生活护理、精神护理、营养指导等服务,并在新技术、新专业不断发展的同时,进一步满足病人多方位的健康需求。

2. 安全舒适性

医院是病人治疗疾病、恢复健康的场所,首先应满足病人的安全需要。

(1)治疗性安全:病人的安全舒适感首先来源于医院的物理环境,包括空间、温度、湿度、空气、光线、噪声的适量控制、清洁卫生的维持等。医院的建筑设计、医疗设备配置、环境布局应符合有关标准,安全设施齐备完好,治疗护理过程中避免病人发生损伤。

(2)生物环境安全:在治疗性医疗环境中,致病菌及感染源的密度相对较高,因此应加强对医院环境的管理,建立完善的院内感染监控系统,健全有关制度并严格执行,避免院内感染的发生,预防传染性疾病的传播,保证医院生物环境的安全性。

(3)关系和谐性:良好的医患、护患关系能有效地减轻或消除病人来自医院环境、诊疗过程及疾病本身的压力,有助于提高治疗效果并加速疾病的康复进程。因此医护人员应积极为病人营造良好的人际关系氛围,耐心热情地对待病人,与病人建立和睦的人际关系,加强对病人的心理支持,满足病人获得尊重及爱与归属的需要,以增加病人的心理安全感。

3. 管理统一性

医院医疗服务面广,分工协作部门复杂多样,在"一切以病人为中心"的思想指导下,医院根据具体情况制定院规,统一管理,保护病人及医院工作人员的安全,提高工作效率和质量。如在病区护理单元中,应具体做到:

(1)保持病室整洁,规格统一,物品配备和环境布局以满足病人需求和方便使用为原则。

(2)协助病人及家属做好病人的生活护理工作,保持病人良好的卫生状况。

(3)工作人员衣帽整洁,仪表端庄,遵守医院各项规章制度,尽量减少噪声产生,给病人提供安静的休养空间。

(4)治疗后用物及时撤去,排泄物、污染物及时清除。

(5)正确分类并处理医用垃圾和生活垃圾。

4. 文化特殊性

医院文化有广义和狭义之分。广义的医院文化泛指医院主体和客体在长期的医学实践中创造的特定的物质财富和精神财富的总和,包括医院硬文化和医院软文化两大方面。医院硬文化主要是指医院内的物质状态,如医疗设备、医院建筑、医院环境、医疗技术水平和医院效益等有形的东西,其主体是物。医院软文化是指医院在历史发展过程中形成的具有本医院特色的思想、观念等意识形态和行为模式以及与之相适应的制度和组织结构,其主体是人。医院硬文化是医院软文化形成和发展的基础,医院软文化对医院硬文化具有指导和促进作用,两者有机整合,相互制约,相互转化。狭义的医院文化是指医院在长期医疗活动中逐渐形成的以人为核心的文化理论、价值观念、生活方式和行为准则等。

适宜的医院文化是构建和谐医患关系的必要条件,构建医院文化正在日益由表层的物质文化向深层的精神文化渗透,将"以病人为中心"的服务理念融入医院管理中是医院组织文化建设的关键。

（二）医院环境的分类

医院环境是医务人员为病人提供医疗和护理服务的场所，按环境性质划分，可分为物理环境和社会文化环境；按环境地点划分，可分为门诊环境、急诊环境和病区环境。

1. 按环境性质划分

（1）物理环境：指医院的建筑设计、基础设施以及院容院貌等为主的物质环境，属于硬环境。它是表层的，具体的，有形的，包括视听环境、嗅觉环境、诊疗单元、仪器设备、工作场所等。物理环境是医院存在和发展的基础。

（2）社会文化环境：医院是社会的一个特殊的组成部分，良好的医院社会环境作为医院文化建设的重要载体和表现形式，是医院提供人性化服务和落实"一切以病人为中心"理念的切实举措。

①医疗服务环境：指以医疗护理技术、人际关系、精神面貌及服务态度等为主的人文社会环境，属于软环境。它是深层次的，抽象的，无形的，包括学术氛围、服务理念、人际关系、文化价值等。医疗服务环境的好坏可以促进或制约医院的发展。

②医院管理环境：包括医院的规章制度、监督机制及各部门协作的人际关系等，也属于软环境。医院管理环境应坚持以人为本，满足病人需求，体现医院文化，并有利于提高医疗和护理工作效率。

2. 按环境地点划分

（1）门诊环境：门诊是医疗工作的第一线，它作为医院重要的窗口之一，是医院直接对病人进行诊断、治疗和开展预防保健的场所。门诊环境具有病人数量多、人群流动性强、人群病种多、就诊时间短、病情观察受限、诊疗环节错综复杂等特点。

（2）急诊环境：急诊科是抢救急、危、重症病人的重要场所,对危及生命的病人及意外灾害事件,能提供快速、高效的服务,是构成城市急救网络的基本组成部分,在医疗服务中占有重要地位。急诊环境的管理应达到标准化、程序化、制度化。

（3）病区环境：病区是医务人员为病人提供医疗服务的主要功能区,是住院病人在医院接受治疗、护理及休养的主要场所,是医护人员全面开展医疗、预防、教学、科研活动的重要基地。清洁、整齐、舒适、安静的病房环境有助于病人保持稳定的心理状态,促进病人心身健康,并显著提高医疗护理质量。

二、医院环境的调控

随着社会经济的发展和文化教育的普及,人民的生活质量普遍提高,在消费观念上趋向追求高质量与美观舒适的生活空间。医院的环境直接影响病人的身心舒适和治疗效果。病人患病后希望得到最佳的医疗服务,并能够在安全、舒适、优美的环境中接受诊疗和安心休养。因此,创造与维护适宜的医院环境是护理人员的重要职责。当医院的环境不能满足病人康复需求时,护理人员应采取适当的措施对其进行调控。

（一）医院物理环境的调控

医院的物理环境是影响病人身心舒适的重要因素,它关系到病人的治疗效果和疾病的转归。适宜的病室温度、湿度和通风条件以及安静的病室环境对病人病情恢复具有重要作用。因此,适当调控医院的物理环境,使之保持整洁、舒适、安全和美观是护士的重要职责。适宜的环境应考虑下列因素:

1. 空间

每个人都需要一个适合其成长、发展及活动的空间,医院在为病人安排空间时,必须考虑病人整体的需要。要尽可能在医院条件许可的情况下,综合考虑不同病情、不同层次、不同人群的需要,保证病人有适当的空间,同时方便治疗和护理操作的进行。一般情况下,每个病区设 30~40 张病床为宜,每间病室宜设 2~4 张病床或单床,尽量配有卫生间,病床之间的距离不得少于 1 m。

2. 温度

适宜的温度有利于病人休息、治疗及护理工作的进行。在适宜的室温下,病人可以感到舒适、安宁,能减少消耗,利于散热,并可减轻肾脏负担。室温过高会使神经系统受到抑制,干扰消化和呼吸功能,不利于体热散发,影响体力恢复;室温过低会使人畏缩、缺乏动力、肌肉紧张而产生不安,也会使病人受凉。适宜的环境温度标准因人而异,如年纪较大、活动量较少的人要比年纪较轻、活动量较大的病人所要求的温度高。一般来说,普通病室温度保持在 18~22 ℃为宜,新生儿室、老年病房、产房、手术室以 22~24 ℃为宜。

病室应配备室温计,以便护士能随时评估室内温度并加以调节,满足病人身心舒适的需要。由于季节的变换,气温差别很大,除依据气温变化适当增减病人的盖被及衣服外,护士应充分利用医院的设施条件,密切结合病人病情对病室温度进行调节。夏季气温较高,使用空气调节器是调节室温的最好方法,或者通过打开门窗增加室内空气流通,加快体热散发速度,促进病人舒适。冬季气温较低,除采用空气调节器调节室温外,也可采用暖气设备保持病室温度。此外,护士在执行各项护理操作时,应尽量避免病人不必要的暴露,以防病人受凉。

3. 湿度

湿度指空气中含水分的程度。病室湿度一般指相对湿度,即在单位体积的空气中,一定温度条件下,空气中所含水蒸气的量与其达到饱和时含量的百分比。湿度会影响皮肤蒸发散热的速度,从而造成人体对环境舒适感的差异。人体对湿度的需要随温度的不同而变化,温度越高,对湿度的需要越小,适宜的病室湿度为 50%~60%。湿度过高或过低都会给病人带来不适感。湿度过高时,蒸发作用减弱,可抑制排汗,病人感到潮湿、气闷,尿液排出量增加,肾脏负担加重;湿度过低时,空气干燥,人体蒸发大量水分,可引起口干舌燥、咽痛、烦渴等表现,对呼吸道疾患或气管切开病人尤为不利。

病室应配备湿度计,以便护士能随时评估室内湿度并加以调节,满足病人身心舒适的需要当室内湿度大于室外时,使用空气调节器是调节室内湿度的最好方法。无条件时,可通过打开门窗增加室内空气流通以降低湿度。室内湿度过低时,可以在地面上洒水,冬季可以在暖气上安放水槽、水壶等蒸发水汽,以达到提高室内湿度的目的。

4. 通风

通风可以增加室内空气流动,改变室内温度和湿度,从而刺激皮肤的血液循环,加速皮肤汗液蒸发和热量散失,提高病人的舒适感。呼吸道疾病的传播多与空气不洁有关,而且污浊的空气中氧气含量不足,可使人出现烦躁、倦怠、头晕和食欲减退等表现。通风是减轻室内空气污染的有效措施,它能在短时间内置换室内空气,降低空气中微生物的密度。通风效果受通风面积(门窗大小)、室内外温差、通风时间及室外气流速度的影响,一般通风30分钟即可达到置换室内空气的目的。

5. 噪声

噪声指能引起人们生理和心理不适的一切声音。噪声不但使人不愉快而且对健康不利,严重的噪声会引起听力损害甚至导致听力丧失。其危害程度视音量的大小、频率的高低、持续时间的长短和个人的耐受性而定。噪声的单位是分贝(dB),根据世界卫生组织规定的噪声标准,白天较理想的噪声强度是35~40 dB。噪声强度在50~60 dB 即能产生相当的干扰。突发性噪声,如爆炸声、鞭炮声、警报声等,其频率高、音量大,虽然这些噪声持续时间短,但当其强度高达120dB 以上时,可造成高频率的听力损舍,甚至永久性失聪。长时间处于90 dB 以上的高音量环境中,能导致耳鸣、血压升高、血管收缩、肌肉紧张,以及出现焦躁、易怒、头痛、失眠等症状。

对噪声的耐受性因人而异,定义范围个体差异大且复杂,与病人的性格、职业、病情轻重程度、心理状态、既往经验及个体敏感性等密切相关,它可造成病人生理和心理上的应激反应。

医院周围环境的噪声虽非护士所能控制,但护士应尽可能地为病人创造安静的环境。工作人员在说话、行动与工作时应尽可能做到"四轻",即说话轻、走路轻、操作轻、关门轻。

(1)说话轻:说话声音不可过大,护士应该评估自己的音量并且保持适当的音量。但也不可耳语,以免使病人产生怀疑、误会与恐惧。

(2)走路轻:走路时脚步要轻巧,操作时应穿软底鞋,防止走路时发出不悦耳的声音。

(3)操作轻:操作时动作要轻稳,处理物品与器械时应避免相互碰撞,尽量避免制造不必要的噪声。推车轮轴应定时滴注润滑油,以减少摩擦时发出的噪声。

(4)关门轻:病室的门窗应定期检查维修;开关门窗时,随时注意轻开轻关,不要人为地制造噪声。

患病时,人适应噪声的能力减弱,少许噪声即会影响病人情绪,使病人感到疲倦和不安,影响其休息和睡眠,久之,会导致病情加重。减少噪声,可使病人得到很好的休息,有利于病人康复。

6. 光线

病室光源有自然光源和人工光源。日光是维持人类健康的要素之一。太阳辐射的各种光线,如可见光、红外线、紫外线等都具有很强的生物学作用。适量的日光照射能使照射部位温度升高、血管扩张、血流加快,有利于改善皮肤的营养状况,使人食欲增加,舒适愉快。紫外线有强大的杀菌作用,并可促进机体内部合成维生素 D,因此病房内经常开启门窗,让阳光直接射入,或协助病人到户外接受阳光照射,对辅助治疗颇有意义。另外,日光的变化可减少病人与外界的隔离感。

为了满足病室夜间照明及保证特殊检查和治疗护理的需要,病室必须备妥人工光源,光源的设计及亮度可依其作用进行调节。楼梯、药柜、抢救室、监护室内的灯光要明亮;普通病室除一般吊灯外还应有地灯装置,既不打扰病人的睡眠,又可以保证夜间巡视工作的进行;病室内还应有一定数量的立式鹅颈灯,以适用于不同角度的照明,为特殊诊疗提供方便。

7. 装饰

优美的环境让人感觉舒适愉快。病室是病人在医院停留时间最长的空间,病室布置应简单、整洁、美观。这样不但可以增进病人身心舒适,而且可以使病人精神愉悦。现代医院不仅按各病室不同需求来设计并配备不同颜色,而且应用各式图画、各种颜色的窗帘、被单等来布置病人单位,如儿科病室的床单和护士服使用暖色,使人感到温馨甜蜜。医院环境的颜色如调配得当,不仅可促进病人身心舒适,还可以产生积极的医疗效果。

医院流动人群中,老弱病残的聚集比例远大于一般公共场所。因此对包括地材在内的建材安全性能提出了很高的要求。按照防滑系数的不同,防滑等级通常分为3级(表1-1)。1级是指不安全,防滑系数小于0.50;2级是指安全,防滑系数为0.50~0.79;3级是指非常安全,防滑系数不小于0.80。通常医院的防滑等级不应低于1级;对于老人、儿童、残疾人等活动较多的室内场所,防滑等级应达到2级;对于室内易浸水的地面,防滑等级应达到3级。

表 1-1　建材的安全性评价

防滑等级	防滑系数	安全性
1级	<0.50	不安全
2级	0.50~0.79	安全

防滑等级	防滑系数	安全性
3 级	≥0.80	非常安全

(二)医院社会文化环境的调控

医院是社会的一部分,人的生、老、病、死都与医院有着密切的关系。医院的主要任务是对公众的健康问题或健康需要提供协助或服务,担负着预防、诊断及治疗疾病、促进康复、维护健康的任务。为了保证病人能获得安全、舒适的治疗环境,得到适当的健康照顾,必须为病人创造和维持良好的医院社会环境。

1.人际关系

人际关系是在社会交往过程中形成的、建立在个人情感基础上的彼此为寻求满足某种需要而建立起来的人与人之间的相互吸引或相互排斥的关系。人际关系在医院环境中具有重要的作用,它可以直接或间接地影响病人的康复。

患病时,病人通常会伴随情绪及行为上的变化,表现为害怕、焦虑、孤独、依赖、烦躁不安、缺乏自尊等。在日常活动中与他人接触往来,能为个人带来满足感和价值感,但当病人因病无法参与日常活动时,常常会有挫折感、缺乏自信心,甚至会感到社交被隔离。因此,护士在为病人提供护理照顾时,既要考虑病人生理方面的需要,又要考虑到病人心理、社会方面的需要,满足病人需求,促进病人康复。对住院病人来说,影响其身心康复的重要人际关系包括护患关系和病友关系。

(1)护患关系:"护"指护士,"患"包括病人、病人的家属以及除家属以外的病人的监护人(有时称作"病人方面")。在护理工作中,护士与病人之间产生和发展的工作性、专业性和帮助性的人际关系,也属于护患关系。良好的护患关系有助于病人身心的康复。护士是护患关系中处于相对主动地位的群体,只有不断提高其心理素质,培养其人道主义情感,才能与病人群体建立良好的护患关系,并从根本上体现以病人为中心的服务宗旨及整体护理理念。因此,在具体的医疗护理活动中,护士要做到不分民族、信仰、性别、年龄、职业、职位高低、远近亲疏,对所有病人一视同仁。一切从病人利益出发,满足病人的身心需求,尊重病人的权利与人格。病人则应尊重护士的职业和劳动,在治疗护理中尽力与护士合作,以充分发挥护理措施的效果,争取早日康复。

护士与病人之间不断通过各种方式表达自己的心身感受并感知对方表达的感受,彼此产生着具有反馈作用的相互影响。但护患之间相互影响的力量是不平衡的,护士的影响力明显大于病人,主要体现在以下几个方面:

①语言:护患之间,语言是特别敏感的刺激物。它能影响人的心理及整个机体状况,尤其对人的健康具有重要作用,可作为生理和心理的治疗因素,也是心理护理的重要手段。

工作中,护士应善于运用语言,发挥语言的积极作用,维护病人的自尊,减轻病人的陌生感,消除病人的紧张、焦虑情绪,帮助病人建立对医护人员的信任感,使病人正确认识和对待自身疾病,缓解消极情绪,肯定自身价值。护士应根据病人的年龄、个性、心理特征,调整自己说话的方式和语气,对心理压力大的病人要提供良好的情感支持,减少紧张心理,说话语气要亲切自然,语速要缓慢、有停滞,冷静地倾听后给予反馈,从而建立良好的护患关系,让病人感到护士的诚恳、友好与善意,赢得病人的信任,促进病人康复,提高护理质量。

②行为:行为是人的思想支配下的活动,是思想的外在表现,也是人际交流的方式。不同病人的不同行为表现,是医护人员认识疾病、进行诊疗护理的主要依据,病人行为所传递的信息对医务人员判断病情及确定治疗护理措施具有重要意义。

在护理活动中,护理人员的技术操作及其行为受到病人的关注,是病人对自身疾病和治疗效果认识的重要信息来源。因此护士要亲切自然,精神饱满,着装得体,举止大方,操作时要稳、准、轻、快,消除病人的疑虑,带给病人心理上的安慰。

③情绪:护士在工作中的情绪对病人有很大的感染力,护士的积极情绪可使病人乐观开朗,消极的情绪会使病人变得悲观焦虑。因此,护士要在自我情绪认知的基础上,学会控制情绪,掌握自我调整和自我安慰的方法,寻找正确的压力释放途径,将不良情绪适当转移和宣泄,提高挫折的承受能力,并时刻以积极的情绪去感染病人,为病人提供积极乐观,心身愉悦的治疗环境。

④工作态度:护士的工作态度对护患关系的发展和病人的身心健康具有重要影响。在护理工作中,护士应通过自己积极的工作态度来取得病人的信任,严肃认真、一丝不苟的工作态度可使病人获得安全感和信任感;真诚的热情、友善的态度可使病人感受到温暖并获得支持,有助于病人疾病的恢复,促进护患关系的良性发展。

(2)病友关系:病区中的每个人都是社会环境中的一员,在共同的治疗康复生活中相互影响。病友们在交谈中常涉及疾病疗养常识、生活制度等内容,起到了义务宣传员的作用。此外,病友间的相互帮助与照顾,有利于增进病友间的友谊与团结,创造和谐的病室氛围。

病友们在共同的住院生活中自然形成了新的社会环境,表现为不同的病室群体气氛。有的表现为积极的气氛,同病室病友之间彼此关心照顾,与医护人员关系融洽,配合密切,病人心情愉快,对医疗护理的满意度较高;有的则表现为消极的气氛,虽同住一病室,病友之间交往较少,彼此缺乏关照,相互间无愉快感受,病人感到寂寞、孤独,度日如年,对治疗护理知识被动接受,缺乏主动参与的热情。护士应协助病友间建立良好的情感交流,并善于觉察某些消极情绪的出现,耐心解释,正确引导。

群体气氛是集中每个人的表现而形成的,而每个人又被群体气氛所影响。新入院的病人,由于对身处的环境陌生,会产生不同程度的焦虑。护士应通过营造愉快、和谐的气氛来感染新入院病人,引导其保持乐观向上的情绪。护士是病人所处环境的主要调节者,应善于利用病友间的互助精神,启发群体中的积极因素,调动病人的乐观情绪,使群体气氛有利于医疗和护理工作的开展。因此,病室气氛与护理工作有着密切关系。

2. 医院规章制度

医院规章制度是依据国家相关部门有关医院管理的规定并结合医院自身的特点所制定的规则,如入院须知、探视制度、陪护制度等。医院制度既是对病人的指导,又是对病人的约束,因而会对病人产生一定的影响。协助病人熟悉医院各项规章制度,可帮助病人适应医院环境,保证诊疗护理工作的正常进行,便于预防和控制院内感染工作的实施,同时也保证了病人具有良好的休息环境,以达到帮助病人尽快恢复健康的目的。护士在对病人进行指导时,具体应做到:

(1)耐心解释,取得理解:向病人和家属耐心解释每一项院规的内容和执行各项院规的必要性,以取得病人的主动配合,使其自觉遵守医院的各项规章制度。

(2)维护病人的自主权:病人较难适应的是不能按照自己的意愿进行活动,凡事都需要遵守医院规则,服从医护人员的安排,处于被动服从地位,容易产生压抑感。因此,护士应让病人对其周围的环境具有一定的自主权,在维护院规的前提下,尽可能让病人拥有其个人的环境,并对病人的居住空间表示尊重,包括在进入病室时应先敲门,帮助病人整理床单位或衣物时应先取得病人的同意等。

(3)满足病人需求,尊重探视人员:在病人中开展人性化服务,让病人切身感受到作为人的尊严和自由,已成为医院的共识。因此,护士要尊重前来探视的病人亲属和朋友。病人的家属和亲朋好友可满足病人对安全感、爱与归属感及自尊的需要,带给病人心理支持与帮助,减少病人的孤独寂寞与社交隔离。但如果探视者不受病人欢迎,或探视时间不恰当,影响医疗护理工作,则要劝阻和限制。

(4)提供有关信息与健康教育:健康教育是护士针对住院病人的生理、心理、文化和社会适应能力而进行的护理活动,它是通过向病人传授所患疾病的有关医疗、护理方面的知识与技能,调动病人积极参与自我护理和自我保健,达到恢复健康的目的。随着社会的进步和人们健康意识的转变,病人健康教育在护理工作中占有越来越重要的位置。在做各种检查、治疗或护理工作之前或过程中,应给予病人适当的解释与心理支持,使病人了解医护人员实施这些措施的目的。在对病人进行健康教育的过程中,护士不仅要将防病治病的知识传授给病人,更重要的是善于耐心倾听病人倾诉,并且对病人的倾诉作出反应。同时还应允许并鼓励病人参与决策,以增进其自我价值感和控制能力。这样可以减少病人对治疗、手术、检查等的恐惧心理,使病人能主动、积极地配合治疗和护理工作,促进病人早日康复。

(5)尊重病人的隐私权:尊重病人的隐私权是良好护患关系得以维持的重要保证,是取得病人信任和主动合作的重要条件。护士应当尊重、关心、爱护病人,保护病人的隐私。为病人做治疗和护理时,应当适当地遮挡病人、避免不必要的暴露;对病人的个案讨论、诊断鉴定、检查结果、治疗记录,护士有义务为病人保密。

(6)鼓励病人自我照顾:因病生活自理能力下降或被限制了活动,生活需依赖他人照顾的病人往往存在较重的思想负担。因此,在病人病情允许的情况下,护士应积极创造条件并鼓励病人自我照顾,增强病人战胜疾病的信心,提高病人的自护能力,促进病人康复。

(三)医院门诊环境的调控

1.门诊设置和布局

门诊设有与医院各科室相对应的诊室,并设有挂号室、收费室、治疗室、候诊室、输液室、化验室、药房等。诊室内配备诊查床,床前设有遮隔设备,室内设有洗手池和诊断桌,桌上放置各种体检用具、化验检查申请单、处方等。治疗室内备有各种抢救物品和设备,如吸氧装置、电动负压吸引器,除颤仪等,各种物品应分门别类、放置整齐。门诊的候诊、就诊环境以方便病人为目的,应备有醒目的标志和指示路牌,并设立总服务台、导诊台,配备多媒体查询触摸屏和电子显示屏,清晰、透明地呈现各种医疗服务项目,简化就诊程序,使病人感到方便、舒适。门诊环境应做到安静、舒适、整洁,体现医院对病人的人文关怀。

2.门诊环境的管理

(1)预检分诊:门诊护士应热情接待病人,询问病史、观察病情,根据丰富的临床经验初步判断病情的轻重缓急和隶属专科,给予合理的分诊,做到先预检分诊,后挂号诊疗。

(2)组织候诊与就诊:病人挂号后,应分别到各科候诊室等候就诊。为保证病人候诊、就诊顺利,护士应做好以下工作:准备好诊疗过程中所需的各种器械、设备等,检查诊疗环境和候诊环境;分开并整理初诊和复诊病案,收集整理化验单、检查报告等;维持良好的诊疗环境和候诊环境,安排病人按挂号顺序有序就诊,如遇高热、剧痛、呼吸困难、出血、休克等病人,护士应立即为其安排就诊或送急诊处理。对病情较重或年老体弱病人,可适当调整就诊顺序,让其提前就诊;观察候诊病人病情变化,根据病情测量病人的体温、脉搏、呼吸、血压等,并记录在门诊病案上,必要时可协助医生进行诊查工作;就诊结束后及时整理物品,检查、关闭门窗及电源,防止意外事故的发生。

(3)治疗:根据医嘱执行灌肠、导尿、注射等护理操作,严格执行操作规程,确保治疗安全、有效。

(4)消毒隔离:门诊人群流量大,容易发生交叉感染,因此要认真做好消毒隔离工作。门诊的空间、地面、墙壁、桌椅、扶手、诊查床、平车、轮椅、担架等应定期进行严格的清洁、消毒处理。如遇疑似传染病病人或传染病病人,应将其分诊到隔离门诊就诊,并立即上报主管部门,做好疫情报告工作。

（5）健康教育：护士可以利用候诊时间开展健康教育，耐心、热情地向病人介绍疾病相关知识，采用口头、图片、黑板报、视频、动画或赠送健康教育小手册等不同方式进行健康宣传。

（6）保健门诊：经过培训的护士可以直接参与各类保健门诊的咨询或诊疗工作。

医院门诊环境的建设是门诊管理的重要方面，也是门诊人性化服务建设的重要组成部分。现代化医院的门诊环境要求整洁明快、配备绿色植物，在相应区域放置电脑查询机和自动提款机，设立简易商店等社会功能区，就医流程标识醒目，门诊科室分布指示清晰，诊疗部门布局合理。医务人员要保持仪表整洁，营造温馨、宽松、愉快的就医氛围，增加病人对医院的安全感和信任感。同时改变传统的导医被动模式，门诊的医务人员除了应具备丰富的实践经验和良好的职业道德，在接诊服务时还应主动热情，尽力满足广大病人的就诊需求并充分体现"以病人为中心"的服务理念。

总之，随着社会的不断发展和人们就医观念的改变，门诊环境愈加受到人们重视，所以加强门诊环境建设，是医院建设的重中之重，只有建立起良好的门诊管理体系，才能使门诊的管理水平更上一个台阶，使门诊医疗服务更加科学化、人性化。

（四）医院急诊环境的调控

1. 急诊设置和布局

急诊一般设有预检处、诊疗室、急救室、监护室、留观室、治疗室、药房、化验室、X射线室、心电图室、挂号室及收费室等，形成一个相对独立的单元，以保证急救工作的顺利完成。

急诊是抢救病人生命的第一线，急诊环境以方便抢救病人为目的，以最大限度地缩短候诊时间、争取抢救时机、提高抢救效率为原则。急诊环境应宽敞明亮、空气流通、安静整洁,各工作单元布局合理,各分区设有明显标志,路标指向清晰,夜间有明显的灯光和快捷通畅的抢救通道。

2.急诊环境的管理

(1)预检分诊:急诊护士接待来就诊的病人,要做到"一问、二看、三检查、四分诊"。如遇危重病人,应立即通知值班医生并配合进行抢救;如遇意外灾害事件,应立即通知护士长和相关部门快速启动应急预案并配合救治伤员;如遇法律纠纷、刑事案件、交通事故等事件,应尽快通知医院保卫部门或直接联系公安部门,并请家属或陪送者留下。

(2)抢救工作:包括抢救物品准备和配合抢救。

①抢救物品准备:所有抢救物品要求做到"五定",即定数量品种、定点安置、定专人保管、定期消毒灭菌和定期检查维修。护士必须熟悉各种抢救物品的性能和使用方法,保证所有抢救物品处于良好的备用状态,抢救物品完好率要求达到100%。

②配合抢救:急诊护士应积极配合医生,进行以下抢救工作:医生到达前,护士应根据病人病情做出初步判断,并立即实施必要的紧急处理,如进行人工呼吸、胸外心脏按压,给氧、吸痰、止血、配血、建立静脉输液通路等,为病人的抢救争取时间,为医生治疗收集信息。医生到达后,护士应立即汇报处理情况,正确执行口头医嘱,积极配合抢救,密切观察病人病情变化,及时为医生提供相关资料,及时、准确、清晰地做好抢救记录,正确查对抢救物品。

③留院观察:通常急诊科留院观察室设有一定数量的观察床,以收治暂时不能确诊、暂时不宜搬动、病情危重且暂时住院困难或经短时间留院观察后可以返回的病人。一般病人的留观时间为3~7天。留院观察室的护理工作包括:入室登记,建立病案,详细填写各项护理记录,书写留观室病人的病情报告;加强对留院观察病人的病情观察,及时执行医嘱,做好病人的晨晚间护理,加强心理护理;做好留院观察病人及其家属的管理工作。

(五)医院病区环境的调控

1. 病区设置和布局

病区应设有病室、抢救室、危重病室、治疗室、护士站、医生办公室、配膳室、盥洗室、库房、洗涤间、浴室、卫生间、医护休息室和示教室等。护士站应设在病区的中心位置,与抢救室、危重病室、治疗室相邻,以便观察重症病人病情、及时抢救病人。病区的环境应舒适、整洁、安静,方便医护人员治疗及护理工作的开展。每个病区最好设 30~40 张病床,每间病室设 2~4 张病床,病床之间的距离至少为 1 米,并在病床之间设置遮隔设备,以保护病人的隐私。病室除基本的病床、床旁桌椅、遮挡设备外,还可设置中心供氧装置和中心吸引装置、呼叫系统、电视、电话、壁柜等。病室向家庭化发展的趋势更有利于病人放松、促进病人舒适和恢复健康。

2. 病区环境的管理

病区环境的管理要可能体现对病人的人文关怀。病房墙壁应尽量选择比较柔和的暖色调,有利于病人保持宁静的心情接受治疗和护理;及时协助病人更换污染的被服和枕套,保持病人床单位的整洁、舒适;病床之间,要留给病人足够的活动空间,避免病床安置过分拥挤;医疗仪器设备的管理和安置,要做到定点放置和定专人管理,勤加擦拭,定期检查维修。同时,护士应积极为病人创造和谐的病室氛围,介绍同病室病人相互认识,鼓励病人间加强疾病和情感的交流,促进病人的身心康复。

良好的医院环境是医院综合实力的外在体现,不仅影响广大病人对医院的心理认同和整体评价,而且在一定程度上体现了医院管理者的管理水平,提示了医院未来的发展潜力,更是服务对象住院期间身心健康的重要保证。因此,创造良好舒适的医院环境是医务人员的重要职责。

第二章　医院感染的预防与控制

医院感染是伴随着医院的建立和发展而产生和变化的。医院感染的发生不仅影响病人的安全,也威胁着医护人员的健康,同时还给个人、家庭和社会带来严重的负担,成为各级医疗机构普遍关注的公共卫生问题。

医院感染的预防与控制,是医院及其所有工作人员共同的责任,是保证医疗护理质量和医疗护理安全的重要内容。"消毒灭菌、手卫生、无菌技术、隔离技术、合理使用抗生素和消毒灭菌效果的监测"是目前预防与控制医院感染的关键措施,这些措施的实施与护理工作密切相关。因此,落实预防与控制医院感染的各项措施、标准和规范,加强医院感染管理中的护理管理具有十分重要的意义。

第一节　医院感染

医院感染是指在医院内或在医疗活动中获得的一类特殊形式的感染性疾病,其发生与诊疗护理活动相依并存,存在不可避免的因素,制约着医疗护理质量的提升,威胁着医院人群的健康和生命安全。因此,必须健全医院感染管理机构和制度,提高医院各类人员对医院感染的认识,加强对医院感染的控制和监测,确保预防和控制医院感染措施的有效顺利执行。

一、医院感染的概念与分类

医院感染的定义、诊断与分类随着人们对医院感染认识的不断深入、预防和控制医院感染措施的进一步发展,而不断地演变与完善。

(一)医院感染的概念

医院感染又称医院获得性感染、医疗相关感染。广义地讲,任何人在医院活动期间由于遭受病原体侵袭而引起的诊断明确的感染均称为医院感染。由于门急诊病人、陪护人员、探视人员及其他流动人员在医院内停留时间相对短暂,常常难以确定其感染是否来自医院,所以医院感染的对象主要为住院病人。

《医院感染管理办法》(中华人民共和国卫计委令第 48 号,2006 年 9 月 1 日施行)中关于医院感染的定义是:住院病人在医院内获得的感染,包括在住院期间发生的感染和在医院内获得出院后发生的感染,但不包括入院前已存在或者入院时已处于潜伏期的感染。医院工作人员在医院内获得的感染也属医院感染。在医疗机构或其科室的病人中,短时间内发生 3 例或以上同种同源感染病例的现象称为医院感染暴发。

医院感染的确定主要依据临床诊断,同时需力求做出病原学诊断。医院感染的诊断标准:①无明确潜伏期的感染,入院 48 小时后发生的感染;②有明确潜伏期的感染,自入院起超过平均潜伏期后发生的感染;③本次感染直接与上次住院有关;④在原有感染基础上出现其他部位新的感染(慢性感染的迁徙病灶除外),或在已知病原体基础上又分离出新的病原体(排除污染和原来的混合感染)的感染;⑤新生儿在分娩过程中和产后获得的感染;⑥由于诊疗措施激活的潜在性感染,如疱疹病毒、结核杆菌等的感染;⑦医务人员在医院工作期间获得的感染。

医院感染的排除标准:①皮肤黏膜开放性伤口只有细菌定植而无炎症表现;②由于创伤或非生物性因子刺激而产生的炎症表现;③新生儿经胎盘获得(出生后 48 小时内发病)的感染,如单纯疱疹、弓形体病等;④病人原有的慢性感染在医院内急性发作。

（二）医院感染的分类

医院感染可按病原体的来源、感染病原体的种类、感染发生的部位等方法分类。

1. 按病原体的来源分类

（1）内源性医院感染：内源性医院感染又称自身医院感染，指各种原因引起的病人在医院内遭受自身固有病原体侵袭而发生的医院感染。病原体来自病人自身，为病人体内或体表的常居菌或暂居菌，正常情况下不致病，只有当它们与人体之间的平衡在一定条件下被打破时，成为条件致病菌而造成各种内源性感染。

（2）外源性医院感染：又称交叉感染，指各种原因引起的病人在医院内遭受非自身固有病原体侵袭而发生的医院感染。病原体来自病人身体以外的个体或环境，通过直接或间接的途径，导致病人发生感染。

2. 按感染病原体的种类分类

可将医院感染分为细菌感染、真菌感染、病毒感染、支原体感染、衣原体感染、立克次体感染、放线菌感染、螺旋体感染及寄生虫感染等。目前引起医院感染的病原体以细菌和真菌为主。每一类感染又可根据病原体的具体名称分类，如铜绿假单胞菌感染、白假丝酵母菌感染、柯萨奇病毒感染、肺炎支原体感染、沙眼衣原体感染、恙虫病立克次体感染、阿米巴原虫感染等。

3. 按感染发生的部位分类

全身各系统、各器官、各组织都可能发生医院感染，详见表2-1。

表2-1　医院感染分类（按发生部位分）

发生部位	举例
呼吸系统	上呼吸道感染、下呼吸道感染、胸腔感染

发生部位	举例
泌尿系统	肾盂肾炎、尿道感染、无症状菌尿症
消化系统	胃肠炎、肝炎、腹腔感染
骨和关节	骨髓炎、关节感染、椎间盘感染
中枢神经系统	颅内感染、椎管内脓肿
心血管系统	心内膜炎、心包炎、动脉感染、静脉感染
血液	输血相关性肝炎、菌血症
生殖系统	盆腔感染、外阴切口感染、前列腺炎
皮肤与软组织	压疮、疖、坏死性筋膜炎、乳腺炎、脐炎
手术部位	外科切口感染、深部切口感染
其他部位	口腔感染、咽炎、中耳炎、鼻窦炎、结膜炎
多个部位	多系统感染、多器官感染

二、医院感染发生的原因

医院感染的发生与个体自身的免疫功能状况、现代诊疗技术的应用和医院感染管理体制等密切相关。

(一)机体自身因素

主要包括机体的生理因素、病理因素及心理因素,这些因素可使个体抵抗力下降、免疫功能受损,从而导致医院感染的发生。

1. 生理因素

包括年龄、性别等。婴幼儿和老年人医院感染发生率高,主要原因为婴幼儿尤其是低体重儿、早产儿等自身免疫系统发育不完善、防御功能低下;老年人脏器功能衰退、抵抗力下降。医院感染是否因性别不同而存在差异,目前尚无定论。但在女性特殊生理时期如月经期、妊娠期、哺乳期时,个体敏感性增加,抵抗力下降,是发生医院感染的高危时期;而且某些部位的感染存在性别差异,如泌尿道感染女性多于男性。

2. 病理因素

由于疾病使病人对病原微生物的抵抗力降低,如恶性肿瘤、血液病、糖尿病、肝脏疾病等造成个体自身抵抗力下降;皮肤或黏膜的损伤,局部缺血,伤口内有坏死组织、异物、血肿、渗出液积聚等均有利于病原微生物的生长繁殖,易诱发感染。个体的意识状态也会影响医院感染的发生,如昏迷或半昏迷病人易发生误吸而引起吸入性肺炎。

3. 心理因素

个体的情绪、主观能动性、暗示作用等在一定程度上可影响其免疫功能和抵抗力。如病人情绪乐观、心情愉快、充分调动自己的主观能动性可以提高个体的免疫功能,从而减少医院感染的机会。

(二)机体外在因素

主要包括医院工作人员的诊疗活动、医院环境和医院感染管理体制等,这些因素可为医院感染的发生创造条件。

1. 诊疗活动

现代诊疗技术和相应的药物应用对医学的发展具有强大的推动作用,然而在造福人类健康的同时,也增加了医院感染的危险性。

(1)侵袭性操作:各种侵袭性诊疗技术的应用与推广,如器官移植、中心静脉插管、气管插管、血液净化、机械通气等破坏了机体皮肤和黏膜的屏障功能,损害了机体的防御系统,把致病微生物带入机体或为致病微生物入侵机体创造了条件,从而导致医院感染。

（2）放疗、化疗、免疫抑制剂应用：恶性肿瘤病人通过放疗、化疗杀灭肿瘤细胞的同时，对机体正常细胞也造成一定程度的损伤，降低了机体的防御功能和免疫系统功能，为医院感染创造条件。皮质激素、各种免疫抑制剂的使用改变了机体的防御状态，对免疫系统甚至起破坏作用，增加了对感染的易感性。

（3）抗菌药物使用：治疗过程中不合理使用抗菌药物，如无适应证的预防性用药、术前用药时间过早、术后停药过晚、用药剂量过大或联合用药过多等，均易破坏体内正常菌群，导致耐药菌株增加、菌群失调和二重感染。由于抗菌药物滥用引起的医院感染，其病原体多以条件致病微生物和多重耐药细菌为主。

2. 医院环境

医院是各类病人聚集的场所，其环境易受各种病原微生物的污染。如某些建筑布局不合理会增加医院空气中病原微生物的浓度，医疗器械等未按规定进行消毒灭菌等，均会增加发生医院感染的概率。而且医院内居留愈久的病原体，其耐药、变异，病原微生物的毒力和侵袭性愈强，常成为医院感染的共同来源或成为持续存在的流行菌株。

3. 医院感染管理机制

医院感染管理制度不健全；医院感染管理资源不足，投入缺乏；医院领导和医院工作人员缺乏医院感染的相关知识，对医院感染的严重性认识不足、重视不够、制度执行不严格、监管不到位等都会影响医院感染的发生。

三、医院感染发生的条件

感染源、传播途径和易感宿主是医院感染发生的三个要素，三者同时存在并互相联系，就构成了感染链，缺少或切断任一要素，将不会发生医院感染。

(一)感染源

感染源又称病原微生物贮源,指病原体自然生存、繁殖并排出的宿主(人或动物)或场所。主要分为两类:

1. 内源性感染源

病原微生物来源于病人本人。病人身体某些特定部位(皮肤、泌尿生殖道、胃肠道、呼吸道及口腔黏膜等)的常居菌或暂居菌,或来自外部环境并定植在这些部位的正常菌群,以及身体其他部位感染的病原微生物,在个体的抵抗力下降、菌群易位或菌群失调时,成为内源性医院感染的重要来源。既可导致自身感染,也具有传播他人的能力。

2. 外源性感染源

病原微生物来源于病人之外的宿主或医院环境。主要包括:

(1)已感染的病人及病原携带者:病原微生物侵入人体所引起的感染可表现为有临床症状的病人或无症状的病原携带者。已感染的病人是最重要的感染源,一方面病人不断排出大量病原微生物,另一方面排出的病原微生物致病力强,常具有耐药性,并且容易在另一易感宿主体内定植。病原携带者(包括携带病原体的病人、医院工作人员和探陪人员)是医院感染中另一重要感染源,其临床意义重大,一方面病原微生物不断生长繁殖并经常排出体外,另一方面携带者本身因无自觉症状而常常被忽视。

(2)环境贮源:医院的空气、水源、设备、器械、药品、食品以及垃圾等容易受各种病原微生物的污染而成为感染源,如铜绿假单胞菌、沙门菌等兼有腐生特性的革兰阴性菌可在潮湿的环境或液体中存活并繁殖达数月以上,金黄色葡萄球菌、肺炎链球菌等革兰阳性菌可在医院干燥的环境物体表面存活多日,但由于不能繁殖其致病力可随时间的延长而降低。

(3)动物感染源:各种动物如鼠、蚊、蝇、蟑螂、蜱、螨等都可能感染或携带病原微生物而成为动物感染源。

(二)传播途径

传播途径指病原体从感染源传播到易感宿主的途径。医院感染的发生可有一种或多种传播途径,主要包括:

1. 接触传播

指病原体通过手、媒介物直接或间接接触导致的传播,是医院感染中最常见也是最重要的传播方式之一。

(1)直接接触传播:感染源直接将病原微生物传播给易感宿主,如母婴间风疹病毒、巨细胞病毒、艾滋病病毒等传播感染;病人之间、病人与其他人员(包括医院工作人员、探陪者)之间、医院工作人员之间,都可通过手的直接接触而感染病原体。内源性医院感染中病人既是感染源,也是易感宿主,由于微生态环境改变所导致的自身感染,也属于自身直接接触传播。

(2)间接接触传播:感染源排出的病原微生物通过媒介传播给易感宿主。①最常见的传播媒介是医院工作人员的手,因为手经常接触病人及其感染性物质、污染物品,很容易再经接触将病原体传播给其他病人、医院工作人员或物品;②因各种诊疗活动如侵袭性诊治器械和设备、血液及血制品、药品及药液而引起的传播,如呼吸机相关性肺炎、输血导致的病毒性肝炎、静脉高营养液污染后引起的菌血症;③因医院水源或食物被病原微生物污染而引起的传播,如脊髓灰质炎、霍乱、狂犬病。病原体通过饮水源、食物进行传播常可导致医院感染暴发流行。

2. 空气传播

指带有病原微生物的微粒子($\leqslant 5\ \mu m$)以空气为媒介,远距离($>1\ m$)随气流流动而导致的疾病传播。常见的主要经空气传播的疾病包括专性经空气传播疾病(如开放性肺结核)和优先经空气传播疾病(如麻疹和水痘)。

3.飞沫传播

指带有病原微生物的飞沫核(>5 μm)在空气中短距离(1 m内)移动到易感人群的口、鼻黏膜或眼结膜等导致的传播。病人伤口脓液、排泄物、皮肤鳞屑等传染性物质,病人在咳嗽、打喷嚏、谈笑时从口、鼻腔喷出的小液滴,医务人员进行某些诊疗操作时产生的液体微粒,由于在空气中悬浮时间不长即降落于地面或物体表面,只能近距离地传播给周围的密切接触者。常见的主要通过飞沫传播的疾病有:猩红热、百日咳、白喉、急性传染性非典型肺炎(SARS)、流行性脑脊髓膜炎、肺鼠疫等。

4.其他途径

通过动物携带病原微生物而引起的生物媒介传播。病原体在动物中感染、繁殖并传播,通过接触、叮咬、刺蜇、注毒、食入等方式使易感宿主致病。如鼠疫杆菌主要通过鼠蚤叮咬致人感染而发生鼠疫,其次还可由于宰杀感染动物后经由破损伤口侵入或吸入含菌气溶胶导致感染。

(三)易感宿主

易感宿主指对某种疾病或传染病缺乏免疫力的人。如将易感者作为一个总体,则称为易感人群。医院是易感人群相对集中的地方,易发生感染且感染容易流行。

病原体传播到宿主后是否引起感染主要取决于病原体的毒力和宿主的易感性。病原体的毒力取决于其种类和数量,而宿主的易感性取决于病原体的定植部位和宿主的防御功能。医院感染常见的易感人群主要有:①婴幼儿及老年人;②机体免疫功能严重受损者;③接受各种免疫抑制剂治疗者;④不合理使用抗生素者;⑤接受各种侵入性诊疗操作者;⑥营养不良者;⑦手术时间长或住院时间长者;⑧精神状态差,缺乏主观能动性者。

四、医院感染的预防与控制

为保障医疗安全、提高医疗质量,各级各类医院应建立医院感染管理责任制。医院感染的预防与控制属于一项系统工程,需要统一协调管理,领导重视是做好医院感染管理工作的前提,各职能部门的配合支持关系到医院感染控制系统能否正常运转,专职人员的水平决定着医院感染管理工作的成效。

(一)建立医院感染管理体系,加强感染管理监控

医院感染管理机构应有独立完整的体系,《医院感染管理办法》规定:住院床位总数在 100 张以上的医院通常设置三级管理组织,即医院感染管理委员会、医院感染管理科、各科室医院感染管理小组;住院床位总数在 100 张以下的医院应当指定分管医院感染管理工作的部门,其他医疗机构应当有医院感染管理专(兼)职人员。

1. 医院感染管理委员会

医院感染管理委员会系医院感染管理的最高组织机构和决策机构,负责制定本医疗机构医院感染管理计划及医院感染防控总体方案,并对医院感染管理工作进行监督和评价。其成员由医院感染管理部门、医务部(或医务科)、护理部、临床科室、消毒供应室、手术室、临床检验部门、药事管理部门、设备管理部门、后勤管理部门及其他有关部门的主要负责人组成,主任委员由医院院长或者主管医疗工作的副院长担任。

2. 医院感染管理科

医院感染管理科肩负着管理和专业技术指导双重职责的职能科室。在医院领导和医院感染管理委员会的领导下行使管理和监督职能,对医院感染相关事件的处理进行专业技术指导的业务职能。需配备满足临床需要的专(兼)职人员来具体负责医院感染的预防与控制,负责人为高级专业技术职称。

3.各科室医院感染管理小组

各科室医院感染管理小组是医院感染管理三级组织的"一线"力量,是医院感染管理制度和防控措施的具体实践者。小组成员包括医生和护理人员,通常由科主任或主管副主任、护士长、病房医生组长、护理组长组成,在科主任领导下开展工作。

(二)健全各项规章制度,依法管理医院感染

依照国家卫生行政部门颁发的法律法规、规范及标准来健全医院感染各项管理制度,建立和完善医院感染监测网络,建立健全医院感染暴发流行应急处置预案,做好医院感染的预防、日常管理和处理。

发现医院感染病例或疑似病例,及时进行病原学检查及药敏试验,查找感染源、感染途径,控制蔓延,积极治疗病人,隔离其他病人,并及时准确地报告感染管理科,协助调查。发现法定传染病,按《传染病防治法》中有关规定报告。

(三)落实医院感染管理措施并开展持续质量改进,切断感染链

依据预防和控制医院感染的法律法规、标准规范,结合具体的工作过程,落实医院感染管理措施,制定相应的标准操作规程,开展医院感染管理措施的持续质量改进,不断寻找易感因素、易感环节、易感染部位,采取有效的干预措施,切实做到控制感染源、切断传播途径、保护易感人群。

具体措施主要包括:医院环境布局合理,二级以上医院必须建立规范合格的感染性疾病科;加强重点部门如 ICU、手术室、母婴同室病房、消毒供应室、导管室、门诊和急诊等的消毒隔离;做好清洁、消毒、灭菌及其效果监测;加强抗菌药物临床使用和耐药菌监测管理;加强一次性医疗用品的监测管理;开展无菌技术、手卫生、隔离技术的监督监测;加强重点环节的监测如各种内镜、牙钻、接触血及血制品的医疗器械、医院污水、污物的处理等;严格探视与陪护制度、对

易感人群实施保护性隔离,加强主要感染部位如呼吸道、手术切口等的感染管理。

(四)加强医院感染教育,督促各级人员自觉预防与控制医院感染

重视医院感染管理学科的建设,建立专业人才培养制度,充分发挥医院感染专业技术人员在预防和控制医院感染工作中的作用。

卫生行政部门应当建立医院感染专业人员岗位规范化培训和考核制度,加强继续教育,及时引入医院感染管理新理念,提高医院感染专业人员的业务技术水平;医疗机构应当制定对本机构工作人员的培训计划,对全体工作人员进行医院感染相关法律法规、医院感染管理相关工作规范和标准、专业技术知识的培训;医院感染专业人员应当具备医院感染预防与控制工作的专业知识,并能够承担医院感染管理和业务技术工作。

医务人员应当掌握与本职工作相关的医院感染预防与控制方面的知识,落实医院感染管理规章制度、工作规范和要求,严格执行标准预防制度,重视职业暴露的防护。工勤人员应当掌握有关预防和控制医院感染的基础卫生学和消毒隔离知识,并在工作中正确运用。

第二节 清洁、消毒和灭菌

清洁、消毒、灭菌是预防与控制医院感染的关键措施之一。

清洁:指去除物体表面有机物、无机物和可见污染物的过程。适用于各类物体表面,也是物品消毒、灭菌前的必要步骤。常用的清洁方法包括:水洗、清洁剂或去污剂去污、机械去污、超声清洗等。

清洗:指去除诊疗器械、器具和物品上污物的全过程,分为手工清洗和机械清洗,流程包括冲洗、洗涤、漂洗和终末漂洗。

消毒:指清除或杀灭传播媒介上病原微生物,使其达到无害化的处理。能

杀灭传播媒介上的微生物并达到消毒要求的制剂称为消毒剂。

灭菌:指杀灭或清除医疗器械、器具和物品上一切微生物的处理,并达到灭菌保证水平的方法。灭菌保证水平是灭菌处理单位产品上存在活微生物的概率,通常表示为 10^{-6} 即经灭菌处理后在一百万件物品中最多只允许一件物品存在活微生物。

一、消毒灭菌的方法

常用的消毒灭菌方法有两大类:物理消毒灭菌法和化学消毒灭菌法。物理消毒灭菌法是利用物理因素如热力、辐射、过滤等清除或杀灭病原微生物的方法;化学消毒灭菌法是采用各种化学消毒剂来清除或杀灭病原微生物的方法。

(一)物理消毒灭菌法

1. 热力消毒灭菌法

主要利用热力使微生物的蛋白质凝固变性、酶失活、细胞膜和细胞壁发生改变而导致其死亡,达到消毒灭菌的目的。热力消毒灭菌法是效果可靠、使用最广泛的方法,分干热法和湿热法两类。干热法由空气导热,传热较慢;湿热法由空气和水蒸气导热,传热较快,穿透力强。相对于干热法消毒灭菌,湿热法所需的时间短,温度低。

(1)干热法。

①燃烧法:是一种简单、迅速、彻底的灭菌方法。适用于:a. 不需保存的物品,如病理标本、尸体、废弃衣物、纸张以及医疗垃圾等的处理,可在焚烧炉内焚烧或直接点燃;b. 微生物实验室接种环、试管口的灭菌,直接在火焰上烧灼;c. 急用某些金属器械(锐利刀剪禁用此法以免锋刃变钝)、搪瓷类物品,灭菌前需清洁并干燥。金属器械可在火焰上烧灼 20 秒;搪瓷类容器可倒入少量 95%以上的乙醇,慢慢转动容器后使乙醇分布均匀,点火燃烧直至熄灭,注意不可中

途添加乙醇、不得将引燃物投入消毒容器中,同时要远离易燃、易爆物品等以确保安全。

②干烤法:利用专用密闭烤箱进行灭菌。适用于耐热、不耐湿、蒸汽或气体不能穿透物品的灭菌,如油剂、粉剂、金属和玻璃器皿等的灭菌。干烤灭菌所需的温度和时间应根据物品种类和烤箱的类型来确定,一般为:150 ℃,2.5 小时;160 ℃,2 小时;170 ℃,1 小时;180 ℃,0.5 小时。

干烤灭菌法注意事项:a. 灭菌前预处理:物品应先清洁,玻璃器皿需保持干燥。b. 物品包装合适:体积通常不超过 10cm×10cm×20cm;油剂、粉剂的厚度不超过 0.6cm;凡士林纱布条厚度不超过 1.3cm。c. 装载符合要求:高度不超过烤箱内腔高度的 2/3,不与烤箱底部及四壁接触,物品间留有充分的空间。d. 温度设定合理:充分考虑物品对温度的耐受力,按要求设定温度,有机物灭菌温度不超过 170 ℃。e. 准确计算灭菌时间:从达到灭菌温度时算起,同时需打开柜体的排风装置,中途不可打开烤箱放入新的物品。f. 灭菌后开启柜门:待温度降到 40 ℃以下时方可进行。g. 监测灭菌效果:物理监测法,应用多点温度检测仪观察在设定时间内是否达到预置温度;化学监测法,观察包外、包内化学指示物在灭菌周期后颜色是否改变;生物监测法,采用枯草杆菌黑色变种芽孢菌片制成标准生物测试包对灭菌质量进行监测。

(2)湿热法。

①压力蒸汽灭菌法:是热力消毒灭菌法中效果最好的一种方法,在临床应用广泛。主要利用高压饱和蒸汽的高热所释放的潜热灭菌(潜热:当 1 g100 ℃水蒸气变成 1 g100 ℃的水时,释放出 2255 J 的热能)。适用于耐热、耐湿类诊疗器械、器具和物品的灭菌,不能用于油类和粉剂的灭菌。根据排放冷空气的方式和程度不同,将压力蒸汽灭菌器分为下排气式压力蒸汽灭菌器和预排气压力蒸汽灭菌器两大类。根据灭菌时间的长短,压力蒸汽灭菌程序分为常规和快速两种。

下排气式压力蒸汽灭菌器:利用重力置换的原理,使热蒸汽在灭菌器中从上而下将冷空气由下排气孔排出,排出的冷空气全部由饱和蒸汽取代,再利用蒸汽释放的潜热灭菌。首选用于微生物培养物、液体、药品、实验室废物和无孔物品的灭菌,可分为手提式压力蒸汽灭菌器和卧式压力蒸汽灭菌器。灭菌器的参数一般为温度 121 ℃,压力 102.8~122.9 kPa,器械灭菌时间 20 分钟,预排气压力蒸汽灭菌器:利用机械抽真空的原理,使灭菌柜室内形成负压,蒸汽得以迅速穿透到物品内部进行灭菌,首选用于管腔物品、多孔物品和纺织品等的灭菌。灭菌器的参数为最短灭菌时间 4 分钟,温度为 132 ℃时,压力 184.4~210.7 kPa;134 ℃时,压力 201.7~229.3 kPa。

快速压力蒸汽灭菌包括下排气、正压排气和预排气压力蒸汽灭菌,不作为物品的常规灭菌程序,只用于灭菌裸露物品。其灭菌参数根据灭菌器、灭菌物品材料确定(表 2-2)。

表 2-2 快速压力蒸汽灭菌(132~134 ℃)所需最短时间

物品种类	下排气		正压排气		预排气	
	灭菌温度 (℃)	灭菌时间 (min)	灭菌温度 (℃)	灭菌时间 (min)	灭菌温度 (℃)	灭菌时间 (min)
不带孔	132	3	134	3.5	132	3
带孔或(不带孔+带孔)	132	10	134	3.5	132	4

压力蒸汽灭菌法注意事项:a. 安全操作:操作人员要经过专门训练,合格后方能上岗;严格遵守生产厂家的使用说明或指导手册;设备运行前每日进行安全检查并预热。b. 包装合适:包装前将待灭菌器械或物品清洗干净并擦干或晾干;包装材料和包装方法符合要求,器械包重量不宜超过 7kg,敷料包重量不宜超过 5kg;物品捆扎不宜过紧,外用化学指示胶带贴封,灭菌包每包内放置化学指示物。c. 装载恰当:使用专用灭菌架或篮筐装载灭菌物品,灭菌包之间留有空隙;宜将同类材质的物品置于同一批次灭菌,如材质不同,将纺织类物品竖放

于上层,金属器械类放于下层;下排气式压力蒸汽灭菌法的物品体积不超过 30 cm×30 cm×25 cm,装载体积不得超过柜室容量的 80%;预排气压力蒸汽灭菌的物品体积不超过 30 cm×30 cm×50 cm,装填量不得超过 90%,但不小于柜室容量的 10%。d. 密切观察:灭菌时随时观察压力和温度并准确计时,加热速度不宜过快,只有当柜室的温度达到要求时开始计算灭菌时间。e. 灭菌后卸载:物品温度降至室温、压力表在"0"位时取出物品,取出的物品冷却时间>30 分钟;每批次应检查灭菌是否合格,若灭菌不彻底或有可疑污染则不做无菌包使用;快速压力蒸汽灭菌后的物品应尽快使用,不能储存,无有效期。f. 监测灭菌效果:物理监测法,每次灭菌应连续监测并记录灭菌时的温度、压力和时间等参数,记录所有临界点的时间、温度和压力值,结果应符合灭菌要求。化学监测法:通过观察灭菌包包外、包内化学指示物颜色的变化判定是否达到灭菌要求。生物监测法,每周监测一次,通常使用含对热耐受力较强的非致病性嗜热脂肪杆菌芽孢的菌片制成标准生物测试包或生物 PCD(灭菌过程挑战装置),或使用一次性标准生物测试包对灭菌质量进行生物监测。g. B-D 试验:预排气灭菌器每日开始灭菌运行前空载进行 B-D 测试,监测合格,方可使用。

②煮沸消毒法:是应用最早的消毒方法之一,也是家庭常用的消毒方法。在 1 个标准大气压下,水的沸点是 100 ℃,煮沸 5~10 分钟可杀灭细菌繁殖体,煮沸 15 分钟可杀灭多数细菌芽孢,某些热抗力极强的细菌芽孢需煮沸更长时间,如肉毒芽孢需煮沸 3 小时才能杀灭。煮沸消毒法简单、方便、经济、实用,适用于金属、搪瓷、玻璃和餐饮具或其他耐湿、耐热物品的消毒。

方法:物品刷洗干净后全部浸没在水中≥3 cm,加热煮沸后维持≥15 分钟。消毒时间从水沸后算起。

注意事项:a. 消毒前总要求:使用软水;物品需保持清洁;大小相同的容器不能重叠;器械轴节或容器盖子应打开;空腔导管腔内预先灌满水;放入总物品不超过容量的 3/4。b. 根据物品性质决定放入水中的时间:如玻璃器皿、金属及搪瓷类物品通常冷水放入;橡胶制品用纱布包好,水沸后放入;如中途加入物品,则在第二次水沸后重新计时。c.水的沸点受气压影响,一般海拔每增高 300 m,消毒时间需延长 2 分钟。d. 为增强杀菌作用、去污防锈,可将碳酸氢钠加入水中,配成 1%~2% 的浓度,沸点可达到 105 ℃。e.消毒后应将物品及时取出置于无菌容器内,及时应用,4 小时内未用需要重煮消毒。

③其他:除压力蒸汽灭菌法和煮沸消毒法外,湿热消毒还可选择低温蒸汽消毒法和流动蒸汽消毒法。低温蒸汽消毒法是用较低温度杀灭物品中的病原菌或特定微生物,可用于不耐高热的物品如内镜、塑料制品等的消毒,将蒸汽温度控制在 73~80 ℃,持续 10~15 分钟进行消毒;用于乳类、酒类消毒时又称巴氏消毒法,将液体加热到 61.1~62.8 ℃、保持 30 分钟或加热到 71.71 ℃、保持 15~16 秒。流动蒸汽消毒法是在常压下用 100 ℃ 的水蒸气消毒,相对湿度 80%~100%,15~30 分钟即可杀灭细菌繁殖体,适用于医疗器械、器具和物品手工清洗后的初步消毒,餐饮具和部分卫生用品等耐热、耐湿物品的消毒。

2.辐射消毒法

主要利用紫外线或臭氧的杀菌作用,使菌体蛋白质光解、变性而致细菌死亡。

(1)日光曝晒法:利用日光的热、干燥和紫外线作用达到消毒效果。常用于床垫、被服、书籍等物品的消毒。将物品放在直射阳光下曝晒 6 小时,并定时翻动,使物品各面均能受到日光照射。

(2)紫外线消毒法:紫外线属于波长在 100~400 nm 的电磁波,消毒使用的 C 波紫外线波长为 250~270 nm,其中杀菌作用最强的为 253.7 nm。紫外线可杀灭多种微生物,包括杆菌、病毒、真菌、细菌繁殖体、芽孢等。其主要杀菌机制为:①作用于微生物的 DNA,使菌体 DNA 失去转换能力而死亡;②破坏菌体蛋白质中的氨基酸,使菌体蛋白光解变性;③降低菌体内氧化酶的活性;④使空气中的氧电离产生具有极强杀菌作用的臭氧。

目前常用的紫外线灯有普通直管热阴极低压汞紫外线消毒灯、高强度紫外线消毒灯、低臭氧紫外线消毒灯和高臭氧紫外线消毒灯四种;紫外线消毒器是采用臭氧紫外线杀菌灯制成的,主要包括紫外线空气消毒器、紫外线表面消毒器、紫外线消毒箱三种。

由于紫外线辐照能量低,穿透力弱,因此主要适用于空气、物品表面和液体的消毒。消毒方法:①用于空气消毒,首选紫外线空气消毒器,不仅消毒效果可靠,而且可在室内有人时使用;也可用室内悬吊式紫外线灯照射,紫外线消毒灯距离地面 1.8~2.2 m,数量>1.5 W/m^3,照射时间不少于 30 分钟。②用于物品表面消毒,最好使用便携式紫外线表面消毒器近距离移动照射;小件物品可放入紫外线消毒箱内照射;也可采取紫外线灯悬吊照射,有效距离为 25~60 cm,物品摊开或挂起,使其充分暴露以受到直接照射,消毒时间为 20~30 分钟。③用于液体消毒,可采用水内照射法或水外照射法,紫外线光源应装有石英玻璃保护罩,水层厚度应小于 2 cm,并根据紫外线的辐照的强度确定水流速度。

紫外线灯管消毒时注意事项:①保持灯管清洁:一般每周 1 次用70%~80%乙醇布巾擦拭,如发现灰尘、污垢,应随时擦拭;②消毒环境合适:清洁干燥,电源电压为 220 V,空气适宜温度为 20~40 ℃、相对湿度为如 40%~60%;③正确计算并记录消毒时间:紫外线的消毒时间须从灯亮 5~7 分钟后开始计时,若使用时间超过 1000 小时,需更换灯管;④加强防护:紫外线对人的眼睛和皮肤有刺激作用,照射时人应离开房间,照射完毕应开窗通风;⑤定期监测:至少每年标定 1 次灯管照射强度,普通 30W 直管型新灯辐照强度应≥90 μW/cm^2,使用中辐照强度应≥70 μW/cm^2;30W 高强度紫外线新灯的辐照强度应>180 μW/cm^2。主要应用物理、化学、生物监测法:物理监测法是开启紫外线灯 5 分钟后,将紫外线辐照计置于所测紫外线灯下正中垂直 1m 处,仪表稳定后所示结果即为该灯管的辐照强度值;化学监测法是开启紫外线灯 5 分钟后,将紫外线灯强度辐射指示卡置于紫外线灯下正中垂直 1m 处,照射 1 分钟后,判断辐射强度;生物监测法一般每月一次,主要通过对空气、物品表面的采样,检测细菌菌落数以判断其消毒效果。

（3）臭氧消毒法：臭氧在常温下为强氧化性气体，是一种广谱杀菌剂，可杀灭细菌繁殖体、病毒、芽孢、真菌，并可破坏肉毒杆菌毒素。主要用于空气、水及物品表面的消毒：空气消毒时，封闭空间内、无人状态下，臭氧浓度 20 mg/m³，作用 30 分钟；水消毒时，根据不同场所按厂家产品使用说明书要求使用；物品表面消毒时，密闭空间内臭氧浓度 60 mg/m³，作用 60~120 分钟。

臭氧使用时注意事项：①臭氧对人有毒，国家规定大气中臭氧浓度 ≤0.16 mg/m³；②臭氧具有强氧化性，可损坏多种物品，且浓度越高对物品损坏越重；③温湿度、有机物、水的浑浊度、pH 等多种因素可影响臭氧的杀菌作用；④空气消毒后开窗通风>30 分钟，人员方可进入室内。

3. 电离辐射灭菌法

利用放射性核素⁶⁰Co 发射高能 γ 射线或电子加速器产生的 β 射线进行辐射灭菌，电离辐射作用可分为直接作用和间接作用。直接作用指射线的能量直接破坏微生物的核酸、蛋白质和酶等；间接作用指射线的能量先作用于水分子，使其电离，电离后产生的自由基再作用于核酸、蛋白质、酶等物质。

电离辐射灭菌法适用于不耐热的物品如一次性医用塑料制品、食品、药品和生物制品等在常温下的灭菌，故又称"冷灭菌"。

注意事项：①应用机械传送物品以防放射线对人体造成伤害；②为增强 γ 射线的杀菌作用，灭菌应在有氧环境下进行；③湿度越高，杀菌效果越好。

4. 过氧化氢等离子体灭菌法

在特定的电场内，过氧化氢气体发生电离反应，形成包括正电氢离子和自由电子（氢氧电子和过氧化氢电子）等的低密度电离气体云，具有很强的杀菌作用。适用于不耐热、不耐湿的诊疗器械如电子仪器、光学仪器等的灭菌。灭菌参数：过氧化氢作用浓度>6 mg/L，灭菌腔壁温度 45~65 ℃，灭菌周期 28~75 分钟。

过氧化氢等离子体灭菌时的注意事项：①不适用的灭菌对象：吸收液体的

物品或材料;由含纤维素的材料制成的物品或其他任何含木质纸浆的物品;一头闭塞的内腔;液体或粉末;一次性使用物品;植入物;不能承受真空的器械。②装载之前,所有物品均需正确清洗和充分干燥,并使用专用包装材料和容器。③灭菌包不叠放,不接触灭菌腔内壁。④灭菌效果监测:物理监测法,每次灭菌应连续监测并记录每个灭菌周期的灭菌参数,符合灭菌器的使用说明或操作手册要求;化学监测法,观察包内包外化学指示物的颜色变化,判断其灭菌是否合格;生物监测法,用嗜热脂肪杆菌芽孢或枯草杆菌黑色变种芽孢作为生物指示剂,每天至少进行一次灭菌循环的监测。

5. 微波消毒法

微波是一种频率高、波长短、穿透力强的电磁波,一般使用的频率是 2450 MHz。在电磁波的高频交流电场中,物品中的极性分子发生极化进行高速运动,并频繁改变方向,互相摩擦,使温度迅速上升,达到消毒作用。

微波可以杀灭包括芽孢在内的所有微生物,常用于餐饮具的消毒。

注意事项:①微波对人体有一定的伤害,应避免小剂量长期接触或大剂量照射;②盛放物品时不用金属容器;物品高度不超过柜室高度的 2/3,宽度不超过转盘周边,不接触装置四壁;③微波的热效应需要有一定的水分,待消毒的物品应浸入水中或用湿布包裹;④被消毒的物品应为小件或不太厚。

6. 机械除菌法

指用机械的方法,如冲洗、刷、擦、扫、抹、铲除或过滤等以除掉物品表面、水中、空气中及人畜体表的有害微生物,减少微生物数量和引起感染的机会。常用层流通风和过滤除菌法。层流通风主要使室外空气通过孔隙小于 0.2 μm 的高效过滤器以垂直或水平两种气流呈流线状流入室内,再以等速流过房间后流出。过滤除菌是将待消毒的介质,通过规定孔径的过滤材料,去除气体或液体中的微生物,但不能将微生物杀灭。

（二）化学消毒灭菌法

凡不适用于物理消毒灭菌的物品,都可以选用化学消毒灭菌法,如对病人的皮肤、黏膜、排泄物及周围环境、光学仪器、金属锐器以及某些塑料制品的消毒。化学消毒灭菌法能使微生物的蛋白凝固变性、酶蛋白失去活性、或能抑制微生物的代谢、生长和繁殖。能杀灭传播媒介上的微生物使其达到消毒或灭菌要求的化学制剂称为化学消毒剂。

1. 理想的化学消毒剂应具备的条件

杀菌谱广;有效浓度低;性质稳定;作用速度快;作用时间长;易溶于水;可在低温下使用;不易受有机物、酸、碱及其他物理、化学因素的影响;无刺激性和腐蚀性;不引起过敏反应;无色、无味、无臭、毒性低且使用后易于去除残留药物;不易燃烧和爆炸;用法简便、价格低廉、便于运输等。

2. 化学消毒剂的种类

各种化学消毒剂按其消毒效力可分为四类。

（1）灭菌剂:能杀灭一切微生物(包括细菌芽孢),并达到灭菌要求的化学制剂。如戊二醛、环氧乙烷等。

（2）高效消毒剂:能杀灭一切细菌繁殖体(包括分枝杆菌)、病毒、真菌及其孢子等,对细菌芽孢也有一定杀灭作用的化学制剂。如过氧化氢、部分含氯消毒剂等。

（3）中效消毒剂:能杀灭分枝杆菌、真菌、病毒及细菌繁殖体等微生物的化学制剂。如醇类、碘类、部分含氯消毒剂等。

（4）低效消毒剂:能杀灭细菌繁殖体和亲脂病毒的化学制剂。如酚类、胍类、季铵盐类消毒剂等。

3. 化学消毒剂的使用原则

（1）合理使用,能不用时则不用,必须用时尽量少用。

(2)根据物品的性能和各种微生物的特性选择合适的消毒剂。

(3)严格掌握消毒剂的有效浓度、消毒时间及使用方法。

(4)消毒剂应定期更换,易挥发的要加盖,并定期检测,调整浓度。

(5)待消毒的物品必须先清洗、擦干。

(6)消毒剂中不能放置纱布、棉花等物,以防降低消毒效力。

(7)消毒后的物品在使用前须用无菌水冲净,以避免消毒剂刺激人体组织。

(8)熟悉消毒剂的毒副作用,做好工作人员的防护。

4.化学消毒剂的使用方法

(1)浸泡法:将被消毒的物品清洗、擦干后浸没在规定浓度的消毒液内一定时间的消毒方法。浸泡前要打开物品的轴节或套盖,管腔内要灌满消毒液。浸泡法适用于大多数物品。

(2)擦拭法:蘸取规定浓度的化学消毒剂擦拭被污染物品的表面或皮肤、黏膜的消毒方法。一般选用易溶于水、穿透力强、无显著刺激性的消毒剂。

(3)喷雾法:在规定时间内用喷雾器将一定浓度的化学消毒剂均匀地喷洒于空间或物品表面进行消毒的方法。常用于地面、墙壁、空气、物品表面的消毒。

(4)熏蒸法:在密闭空间内将一定浓度的消毒剂加热或加入氧化剂,使其产生气体在规定的时间内进行消毒灭菌的方法。如手术室、换药室、病室的空气消毒以及精密贵重仪器、不能蒸煮、浸泡物品的消毒。

二、医院清洁、消毒、灭菌工作

医院清洁、消毒、灭菌工作是指根据一定的规范、原则对医院环境、各类用品、病人分泌物及排泄物等进行处理的过程,其目的是尽最大可能地减少医院感染的发生。

（一）消毒、灭菌方法的分类

根据消毒因子的浓度、强度、作用时间和对微生物的杀灭能力，可将消毒灭菌方法分为四个作用水平：

1. 灭菌法

杀灭一切微生物包括细菌芽孢以达到灭菌保证水平的方法。包括热力灭菌、电离辐射灭菌等物理灭菌法，以及采用戊二醛、环氧乙烷、甲醛等灭菌剂在规定条件下，以合适的浓度和有效的作用时间进行的化学灭菌方法。

2. 高水平消毒法

杀灭一切细菌繁殖体包括分枝杆菌、病毒、真菌及其孢子和绝大多数细菌芽孢的方法。包括臭氧消毒法、紫外线消毒法，以及含氯制剂、碘酊、过氧化物、二氧化氯等以及能达到灭菌效果的化学消毒剂在规定条件下，以合适的浓度和有效的作用时间进行消毒的方法。

3. 中水平消毒法

杀灭除细菌芽孢以外的各种病原微生物包括分枝杆菌的方法。包括煮沸消毒法以及碘类（碘伏等）、醇类和氯己定的复方、醇类和季铵盐类的化合物的复方、酚类等消毒剂，以合适的浓度和有效的作用时间进行的化学灭菌方法。

4. 低水平消毒法

只能杀灭细菌繁殖体（分枝杆菌除外）和亲脂病毒的消毒方法。包括通风换气、冲洗等机械除菌法和苯扎溴铵、氯己定等化学消毒方法。

（二）消毒、灭菌方法的选择原则

医院清洁、消毒、灭菌工作应严格遵守工作程序。重复使用的诊疗器械、器具和物品，使用后应先清洁，再进行消毒或灭菌；被朊毒体、气性坏疽及突发不明原因的传染病病原体污染的诊疗器械、器具和物品应先消毒，再按常规清洗消毒灭菌。

1. 根据物品污染后导致感染的风险高低选择相应的消毒或灭菌方法

根据医疗器械污染后使用所致感染的危险性大小及在病人使用前的消毒或灭菌要求,将医疗器械分为三类,又称斯伯尔丁分类法:

(1)高度危险性物品:进入人体无菌组织、器官、脉管系统,或有无菌体液从中流过的物品,或接触破损皮肤、破损黏膜的物品,一旦被微生物污染,具有极高感染风险。如手术器械、穿刺针、腹腔镜、活检钳、脏器移植物等。高度危险性物品使用前必须灭菌。

(2)中度危险性物品:与完整黏膜相接触,而不进入人体无菌组织、器官和血流,也不接触破损皮肤、破损黏膜的物品。如胃肠道内镜、气管镜、喉镜、体温表、呼吸机管道、压舌板等。中度危险性物品使用前应选择高水平或中水平消毒方法,菌落总数应<20 CFU/件,不得检出致病性微生物。重复使用的氧气湿化瓶、吸引瓶、婴儿暖箱水瓶以及加温加湿罐等宜采用高水平消毒。

(3)低度危险性物品:与完整皮肤接触而不与黏膜接触的器材,包括生活卫生用品和病人、医务人员生活和工作环境中的物品。如听诊器、血压计等;病床围栏、床面以及床头柜、被褥;墙面、地面;痰盂和便器等。低度危险性物品使用前可选择中、低水平消毒法或保持清洁;遇有病原微生物污染,针对所污染的病原微生物种类选择有效的消毒方法。低度危险性物品的菌落总数应≤200 CFU/件,不得检出致病性微生物。

2. 根据物品上污染微生物种类、数量选择消毒或灭菌方法

(1)对受到致病菌芽孢、真菌孢子、分枝杆菌和经血传播病原体污染的物品,选用灭菌法或高水平消毒法。

(2)对受到真菌、亲水病毒、螺旋体、支原体、衣原体等病原微生物污染的物品,选用中水平以上的消毒法。

(3)对受到一般细菌和亲脂病毒等污染的物品,可选用中水平或低水平消

毒法。

（4）杀灭被有机物保护的微生物时，或消毒物品上微生物污染特别严重时，应加大消毒剂的剂量和（或）延长消毒时间。

3. 根据消毒物品的性质选择消毒或灭菌方法

既要保护物品不被破坏，又要使消毒方法易于发挥作用。

（1）耐热、耐湿的诊疗器械、器具和物品，应首选压力蒸汽灭菌法；耐热的玻璃器材、油剂类和干粉类物品等应首选干热灭菌法。

（2）不耐热、不耐湿的物品，宜采用低温灭菌法，如环氧乙烷、过氧化氢低温等离子体灭菌或低温甲醛蒸汽灭菌等。

（3）金属器械的浸泡灭菌，应选择腐蚀性小的灭菌剂，同时注意防锈。

（4）物品表面消毒时，应考虑到表面性质：光滑表面可选择紫外线消毒器近距离照射，或用化学消毒剂擦拭；多孔材料表面宜采取浸泡或喷雾消毒法。

4. 根据是否有明确感染源选择消毒类型

（1）预防性消毒：指在未发现明确感染源的情况下，为预防感染的发生对可能受到病原微生物污染的物品和场所进行的消毒。例如医院的医疗器械灭菌，诊疗用品的消毒，餐具的消毒和一般病人住院期间和出院后进行的消毒等。

（2）疫源地消毒：指对疫源地内污染的环境和物品的消毒，包括随时消毒和终末消毒。①随时消毒指疫源地内有传染源存在时进行的消毒，目的是及时杀灭或去除传染源所排出的病原微生物。应根据现场情况随时进行，消毒合格标准为自然菌的消亡率≥90%。②终末消毒指传染源离开疫源地后进行的彻底消毒。可以是传染病病人住院、转移或死亡后，对其住所及污染物品进行的消毒；也可以是传染病病人出院、转院或死亡后，对病室进行的最后一次消毒。应根据消毒对象及其污染情况选择适宜的消毒方法，要求空气或物体表面消毒后自然菌的消亡率≥90%，排泄物、分泌物或被污染的血液等消毒后不应检出病原微生物标或目标微生物。

（三）医院日常的清洁、消毒、灭菌

清洁、消毒、灭菌工作贯穿于医院日常的诊疗护理活动和卫生处理工作中。根据工作内容,分为以下几类:

1. 医院环境清洁、消毒

医院环境常被病人、隐性感染者或带菌者排出的病原微生物所污染,成为感染的媒介,其清洁与消毒是控制医院感染的基础。医院环境要清洁,及时清除垃圾,做到无低洼积水、无蚊蝇滋生地、无灰尘、无蛛网、无蚊蝇、窗明几净。医院环境表面日常清洁消毒遵循先清洁再消毒的原则;发生感染暴发或者环境表面检出多重耐药菌,需实施强化清洁与消毒。环境空气和物品表面的菌落总数符合卫生标准(表 2-3)。

表 2-3　各类环境空气、物体表面菌落总数卫生标准

环境类别	空气平均菌落数[a]		物品表面平均菌落数
	CFU 平皿	CFU/m^3	CFU/m^3
Ⅰ类洁净手术室	符合 GB50333 要求[b]	≤150	≤5
其他洁净场所	≤4.0(30min)[c]	≤150	≤5
Ⅱ类	≤4.0(15min)	—	≤5
Ⅲ类	≤4.0(5min)	—	≤10
Ⅳ类	≤4.0(5min)	—	≤10

a：CFU/皿为直径 9 cm 的平板暴露法,CFU/m^3 为空气采样器法

b：《医院洁净手术部建筑技术规范》(GB 50333—2013),2014 年 6 月 1 日实施,其中规定,洁净手术部用房等级为四级,其菌落要求根据手术区和周边区而不相同

c：平板暴露法检测时的平板暴露时间

(1)环境空气:从空气消毒的角度将医院环境分为四类,根据类别采用相

应的消毒方法,如采用空气消毒剂,需符合《空气消毒剂卫生要求》(GB 27948—2011)规定。

Ⅰ类环境为采用空气洁净技术的诊疗场所,包括洁净手术部(室)和其他洁净场所(如洁净骨髓移植病房)。通常选用以下方法净化空气:安装空气净化消毒装置的集中空调通风系统、空气洁净技术、循环风紫外线空气消毒器或静电吸附式空气消毒器、紫外线灯照射消毒、达到Ⅰ类环境空气菌落数要求的其他空气消毒产品。

Ⅱ类环境均为有人的房间,包括非洁净手术部(室)、产房、导管室、血液病病区、烧伤病区等保护性隔离病区,重症监护室,新生儿室等。必须采用对人无毒无害,且可连续消毒的方法,如通风、Ⅰ类环境净化空气的方法、达到Ⅱ类环境空气菌落数要求的其他空气消毒产品。

Ⅲ类环境包括母婴同室、消毒供应中心的检查包装灭菌区和无菌物品的存放区、血液透析中心(室)、其他普通住院病区等。可选用以下方法净化空气:Ⅱ类环境净化空气的方法、化学消毒、达到Ⅲ类环境空气菌落数要求的其他空气消毒产品。

Ⅳ类环境包括普通门急诊及其检查、治疗室、感染性疾病科门诊及病区。可采用Ⅲ类环境中的空气消毒方法。

(2)环境表面:环境物品表面、地面应保持清洁,不得检出致病性微生物。如无明显污染,采用湿式清洁;如受到肉眼可见污染时应及时清洁、消毒。①对治疗车、床栏、床头柜、门把手、灯开关、水龙头等频繁接触的物体表面应每天清洁、消毒;②被病人血液、呕吐物、排泄物或病原微生物污染时,根据具体情况采用中水平以上的消毒方法。少量(<10 mL)的溅污,可先清洁再消毒;大量(≥10 mL)的溅污,先用吸湿材料去除可见污染,再清洁和消毒;③人员流动频繁、拥挤的场所应在每天工作结束后进行清洁、消毒;④感染高风险的部门如Ⅰ类环境、Ⅱ类环境中的科室以及感染性疾病科、检验科、耐药菌和多重耐药菌污染的诊疗场所,应保持清洁、干燥,做好随时消毒和终末消毒。地面消毒用

400 mg/L~700 mg/L 有效氯的含氯消毒液擦拭,作用 30 分钟;物体表面消毒方法同地面,或用 1000 mg/L~2000 mg/L 季铵盐类消毒液擦拭;⑤被朊毒体、气性坏疽及突发不明原因的传染病病原体污染的环境表面或物品表面应做好随时消毒和终末消毒。

2. 被服类清洁、消毒

包括全院病人衣服和床上用品、医务人员的工作服帽和值班棚具的清洗消毒,主要在洗衣房进行。间接接触病人的被芯、枕芯、被褥、床垫、病床围帘等,应定期清洗与消毒;遇污染应及时更换、清洗与消毒。直接接触病人衣服和床单、被套、枕套等,应一人一更换,住院时间长者每周更换,遇污染及时更换。更换后的用品应及时清洗与消毒,消毒方法合法、有效。

每个病区应有 3 个衣被收集袋,分别收放有明显污染的病人衣被、一般病人衣被、医务人员的工作服帽和值班被服。一次性使用衣被收集袋用后焚烧;非一次性使用者采用不同的清洗、消毒方法:①病人的一般衣被如床单、病员服等用 1% 洗涤液,70 ℃ 以上热水(化纤衣被 40~50 ℃)在洗衣机中清洗 25 分钟,再用清水漂洗;②感染病人的被服应专机洗涤,用 1%~2% 洗涤剂于 90 ℃ 以上洗 30 分钟或 70 ℃ 含有效氯 500 mg/L 的消毒洗衣粉溶液洗涤 30~60 分钟,然后用清水漂净。甲类及按甲类管理的乙类传染病病人的衣服应先用压力蒸汽灭菌后,再送洗衣房洗涤或烧毁;③病人的污染衣被应先去除有机物,然后按感染病人的被服处理;婴儿衣被应单独洗涤;④工作人员的工作服及值班被服应与病人的被服分机或分批清洗消毒。同时应注意加强工作人员的防护以及衣被的收集袋、接送车、洗衣机、洗衣房、被服室等的消毒。

3. 饮水、茶具、餐具和卫生洁具等清洁、消毒

①饮水符合国家饮用水标准,细菌总数 < 100 个/ mL,大肠杆菌数 <3 个/1000 mL;②病人日常使用的茶具、餐具要严格执行一洗,二涮,三冲,四消毒,五保洁的工作程序,消毒处理后要求清洁、干爽、无油垢,不油腻,无污物,

不得检出大肠杆菌、致病菌和 HBsAg;③重复使用的痰杯、便器等分泌物和排泄物盛具需清洗、消毒后干燥备用;④抹布、地巾、拖布(头)等洁具应分区使用,清洗后再浸泡消毒 30 分钟,冲净消毒液后干燥备用;推荐使用脱卸式拖头。

4. 皮肤和黏膜消毒

皮肤和黏膜是人体的防御屏障,其表面有一定数量的微生物,其中有一些是致病性微生物或条件致病菌。

(1)皮肤消毒:指杀灭或清除人体皮肤上的病原微生物并达到消毒要求。用于皮肤消毒的化学制剂符合相应要求,通常使用擦拭法,消毒范围、作用时间遵循产品的使用说明。一般完整皮肤常用消毒剂有醇类、碘类、季铵盐类、酚类、过氧化物类。消毒剂未用前菌落总数≤10 CFU/ mL(g),使用中菌落总数≤50 CFU/ mL(g),无论何时均不得检出致病菌,霉菌和酵母菌≤10 CFU/ mL(g)。破损皮肤的消毒剂应无菌,常用季铵盐类、胍类消毒剂以及过氧化氢、碘伏、三氯羟基二苯醚、酸性氧化电位水等消毒剂。

(2)黏膜消毒:指杀灭或清除口腔、鼻腔、阴道及外生殖器等黏膜病原微生物的过程,并达到消毒要求。用于黏膜消毒的化学制剂符合产品质量标准,常用碘伏、氯己定-乙醇、季铵盐类、过氧化物类、含氯制剂等。通常使用擦拭法或冲洗法,消毒范围、作用时间遵循产品的使用说明。消毒剂不得作为黏膜治疗药物使用;如注明不能用于孕妇,则不可用于孕妇的会阴部及阴道手术部位的消毒。

5. 器械物品的清洁、消毒、灭菌

医疗器械及其他物品是导致医院感染的重要途径之一,必须严格执行医疗器械、器具的消毒技术规范,并遵循消毒、灭菌方法的选择原则。

进入人体组织、无菌器官的医疗器械、器具和物品必须达到灭菌水平;接触皮肤、黏膜的医疗器械、器具和物品必须达到消毒水平;各种用于注射、穿刺、采血等有创操作的医疗器具必须一用一灭菌。灭菌后的器械物品不得检出任何微生物;消毒时要求不得检出致病性微生物,对试验微生物的杀灭率≥99.9%,对自然污染的微生物杀灭率≥90%。如使用化学消毒剂消毒灭菌,应定期检测消毒液中的有效成分,使用中的消毒液染菌量≤100 CFU/ mL,致病性微生物不得检出;消毒后的内镜,细菌总数≤20 CFU/件,不得检出致病性微生物。

普通病人污染的可重复使用诊疗器械、器具和物品与一次性使用物品分开放置;一次性使用的不得重复使用。疑似或确诊朊毒体、气性坏疽及突发原因不明的传染病病原体感染者宜选用一次性诊疗器械、器具和物品,使用后进行双层密闭封装焚烧处理;可重复使用的被污染器械、器具及物品由消毒供应中心统一按要求回收并处置。

6. 医院污物、污水的处理

(1)医院污物的处理。医院污物主要有两类。①医疗垃圾:在诊疗、卫生处理过程中产生的废弃物,包括感染性废物、病理性废物、损伤性废物、药物性废物、化学性废物等五类;②生活垃圾:指病人生活过程中产生的排泄物及垃圾,包括剩余饭菜、果皮、果核、罐头盒、饮料瓶、手纸、各种包装纸、粪、尿等排泄物。这些污物均有被病原微生物污染的可能,所以应分类收集,通常设置黑黄污物袋,污物袋需坚韧耐用,不漏水。黑色袋装生活垃圾,黄色袋装医疗垃圾,损伤性废物置于医疗废物专用的黄色锐器盒内。医院污物处理需遵循相应的法规要求并建立严格的管理制度如污物入袋制度、运送交接制度、暂存登记制度、卫生安全防护制度、污物污染应急预案等。

(2)医院污水的处理。医院污水指排入医院化粪池的污水和粪便,包括医疗污水、生活污水和地面雨水。医院污水经预处理和消毒后,最终排入城市下水道网络,污泥供作农田肥料,如不加强管理,可能会含有各种病原微生物和有害物质,将造成环境污染和社会公害。所以医院应建立集中污水处理系统并按污水种类分别进行排放,排放质量应符合规定;综合医院的感染病区和普通病区的污水应实行分流,分别进行消毒处理。

（四）消毒供应中心（室）工作

消毒供应中心是医院内承担各科室所有重复使用诊疗器械、器具、物品的清洗消毒、灭菌以及灭菌物品供应的部门，是预防和控制医院感染的重要科室。消毒供应中心工作质量的好坏，直接影响诊疗和护理质量，关系到病人和医务人员的安危。医院消毒供应中心工作必须遵循有关规范（WS310.1—2016～WS310.3—2016）。

1. 消毒供应中心的设置

医院应独立设置消毒供应中心，有条件的医院消毒供应中心应为附近医疗机构提供消毒供应。

（1）建筑原则：医院消毒供应中心的新建、扩建和改建，应遵循医院感染预防与控制的原则，遵守国家法律法规对医院建筑和职业防护的相关要求。

（2）基本要求：消毒供应中心宜接近手术室、产房和临床科室或与手术室有物品直接传递专用通道；周围环境应清洁、无污染源，区域相对独立；内部通风、采光良好，气体排放和温度、湿度控制符合要求；建筑面积应符合医院建设标准的规定，并兼顾未来发展规划的需要。

2. 消毒供应中心的布局

应分为工作区域和辅助区域，各区域标志明显、界限清楚、通行路线明确。

（1）工作区域：包括去污区、检查包装及灭菌区和灭菌物品存放区，其划分应遵循"物品由污到洁，不交叉、不逆流；空气流向由洁到污；去污区保持相对负压；检查包装及灭菌区保持相对正压"的原则。各区之间应设实际屏障；去污区和检查包装灭菌区均应设物品传递窗；并分别设人员出入缓冲间（带）。工作区域的洗手设施应采用非手触式水龙头开关，灭菌物品存放区不设洗手池。①去污区：为污染区域，用于对重复使用的诊疗器械、器具和物品进行回收、分类、清洗、消毒（包括运输器具的清洗消毒等）；②检查包装及灭菌区：为清洁区域,用于对已去污的诊疗器械、器具和物品进行检查、装配、包装及灭菌(包括敷料制作等);③灭菌物品存放区:为清洁区域,用于对已灭菌物品的存放、保管和发放;一次性用物应设置专门区域存放。

(2)辅助区域:包括工作人员更衣室、值班室、办公室、休息室、卫浴间等。

3.消毒供应中心的工作内容

消毒供应中心人员防护着装应符合工作区域的要求,诊疗器械、器具和物品处理通常情况下遵循先清洗后消毒的处理程序,应遵循标准预防的原则进行清洗、消毒、灭菌。工作内容主要包括以下7部分:

(1)回收:消毒供应中心应对临床使用过的需重复使用的诊疗器械、器具和物品集中进行回收;被朊毒体、气性坏疽及突发原因不明的传染病病原体污染的诊疗器械、器具和物品,使用者应双层封闭包装并标明感染性疾病名称,由消毒供应中心单独回收。应采用封闭式回收,避免反复装卸;不应在诊疗场所对所污染的诊疗器械、器具和物品进行清点,回收工具每次使用后应清洗、消毒,干燥备用。

(2)清洗消毒:这是灭菌前准备的一个重要环节。①清洗方法包括机械清洗和手工清洗。机械清洗适用于大部分常规器械的清洗;手工清洗适用于精密、复杂器械清洗和有机物污染较重器械的初步处理。精密器械的清洗应遵循生产厂家提供的使用说明或指导手册。有管腔和表面不光滑的物品,应用清洁剂浸泡后手工刷洗或超声清洗;能拆卸的复杂物品应拆开后清洗。②清洗步骤包括冲洗、洗涤、漂洗、终末漂洗。清洗用水、物品及操作等遵循国家有关规定。③对于被朊毒体、气性坏疽及突发原因不明的传染病病原体污染的诊疗物品应先消毒灭菌,再进行清洗。④清洗后的器械、器具和物品应进行消毒处理。首选机械湿热消毒,也可采用75%乙醇、酸性氧化电位水或其他国家许可的消毒剂进消毒。

(3)干燥、检查与保养:首选干燥设备根据物品性质进行干燥处理;无干燥设备及不耐热的器械、器具和物品使用消毒低纤维絮擦布、压力气枪或≥95%乙醇进行干燥处理;管腔类器械使用压力气枪进行干燥处理;不应使用自然干燥法进行干燥。使用目测或带光源放大镜对干燥后的每件器械、器具和物品进行检查,要求器械表面及关节、齿牙处光洁无锈,无血渍、污渍、水垢,功能完好无损毁;带电源器械还应进行绝缘性能的安全检查。器械保养时根据不同特性分类处理,如橡胶类物品应防粘连、防老化;玻璃类物品避免碰撞、骤冷骤热;金属类器械使用润滑剂防锈,不损坏锐利刀剪的锋刃;布类物品防霉、防火、防虫蛀等。

(4)包装:包括装配、包装、封包、注明标识等步骤,器械与敷料应分室包装。①包装前应依据器械装配技术规程或图示,核对器械的种类、规格和数量,拆卸的器械应组装。②手术器械应摆放在篮筐或有孔盘中配套包装;盆、盘、碗等单独包装;轴节类器械不应完全锁扣;有盖的器皿应开盖;摆放的物品应隔开,开口朝向一致;管腔类物品应盘绕放置并保持管腔通畅。③包装分为闭合式和密封式两种。普通棉布包装材料应无破损无污渍,一用一清洗;开放式的储槽不应用于灭菌物品的包装;硬质容器的使用遵循操作说明;灭菌手术器械如采用闭合式包装,2层包装材料分2次包装;密封式包装采用纸袋、纸塑袋等材料。④灭菌包外设有灭菌化学指示物;高度危险性物品包内放置化学指示物;如果透过包装材料可以直接观察包内灭菌化学指示物的颜色变化,则不放置包外灭菌化学指示物;使用专用胶带或医用热封机封包,应保持闭合完好性,胶带长度与灭菌包体积、重量相适宜、松紧适度;纸塑袋、纸袋等密封包其密封宽度应≥6 mm,包内器械距包装袋封口≥2.5 cm;硬质容器应设置安全闭锁装置;无菌屏障完整性破坏时应可识别。⑤灭菌物品包装的标识应注明物品名称、数量、灭菌日期、失效日期、包装者等内容。

(5)装载、灭菌及卸载:根据物品的性质选择适宜有效的灭菌方法,按照不同的灭菌器要求装载灭菌包,放置方法恰当,尽量将同类物品同锅灭菌,装载时标识应注明灭菌时间、灭菌器编号、灭菌批次、科室名称、灭菌包种类等,标识应具有追溯性。灭菌后按要求卸载,并且待物品冷却,检查包外化学指示物变色情况以及包装的完整性和干燥情况。

(6)储存与发放:灭菌后物品应分类、分架存放于无菌物品存放区。一次性使用无菌物品应去除外包装后,进入无菌物品存放区。物品存放架或柜应距地面高度多20 cm,离墙≥5 cm,距天花板多50 cm。物品放置应固定位置、设置标识,定期检查、盘点、记录,在有效期内发放。发放时有专人专窗,或者按照规定线路由专人、专车或容器加防尘罩去临床科室发放。接触无菌物品前应先洗手或手消毒;无菌物品的发放遵循先进先出的原则,确认无菌物品的有效性;发放记录应具有可追溯性。发放无菌物品的运送工具应每日清洁处理,干燥存放;有污染时应消毒处理,干燥后备用。

(7)相关监测:消毒供应中心应安排人员专门负责质量监测,根据要求定期对清洁剂、消毒剂、洗涤用水、润滑剂、包装材料等进行质量检查;定期进行监测材料的质量检查;对清洗消毒器、超声清洗器、灭菌器等进行日常清洁和检查;根据灭菌器的类型对灭菌效果分别进行检查。

4.消毒供应中心的管理

应将消毒供应中心纳入医院建设规划,将其工作管理纳入医疗质量管理体系。

消毒供应中心在主管院长或其相关职能部门的直接领导下开展工作,由护理管理部门、医院感染管理部门、人事管理部门、设备及后勤管理等部门协同管理,以保障消毒供应中心的工作需要,确保医疗安全。

消毒供应中心应建立健全岗位职责、操作规程、消毒隔离、质量管理、监测、设备管理、器械管理(包括外来医疗器械)及职业安全防护等管理制度和突发事件的应急预案;建立质量管理追溯制度;完善质量控制过程的相关记录;同时建立与相关科室联系制度。

医院应根据消毒供应中心的工作量及岗位需求合理配备具有执业资格的

护士、消毒员和其他工作人员。消毒供应中心的工作人员应接受与岗位职责相应的岗位培训,正确掌握以下知识与技能:各类诊疗器械、器具与物品的清洗、消毒、灭菌的知识与技能;相关清洗、消毒、灭菌设备的操作规程;职业安全防护原则和方法;医院感染与控制的相关知识。同时根据专业发展,开展继续教育培训,更新知识。

第三节　手卫生

在临床实践中,各种诊疗、护理工作都离不开医务人员的双手,如不加强手卫生就会直接或间接地导致医院感染的发生。目前,手卫生已成为国际公认的控制医院感染和耐药菌感染最简单、最有效、最方便、最经济的措施,是标准预防的重要措施之一。

一、概述

为保障病人安全、提高医疗质量,防止交叉感染,医院应加强手卫生的规范化管理,提高手卫生的依从性。医务人员手卫生规范(WS/T313—2009)是医疗机构在医疗活动中管理和规范医务人员手卫生的行动指南。

(一)基本概念

1.手卫生

手卫生是医务人员洗手、卫生手消毒和外科手消毒的总称。

2.洗手

洗手指医务人员用肥皂(或皂液)和流动水洗手,去除手部皮肤污垢、碎屑和部分致病菌的过程。

3. 卫生手消毒

卫生手消毒指医务人员用速干手消毒剂揉搓双手,以减少手部暂居菌的过程。

4. 外科手消毒

外科手消毒指外科手术前医务人员用肥皂(或皂液)和流动水洗手,再用手消毒剂清除或者杀灭手部暂居菌和减少常居菌的过程。使用的手消毒剂可具有持续抗菌活性。

(二)手卫生管理

1. 制定手卫生制度

手卫生是控制医院感染的重要措施,将措施制度化有利于医务人员的执行和管理人员的管理。所以医院应根据《医务人员手卫生规范》制定相应的手卫生制度,并严格执行。

2. 配备手卫生设施

手卫生设施是手卫生措施实施的物质基础,有效、便捷的手卫生设施可以有效提高手卫生的依从性。医院应在财力与物力上大力支持手卫生工作,建设或改善手卫生设施,尽量在病房、治疗室等都能设置洗手设施,以方便医务人员使用,提高手卫生依从性。

3. 定期开展培训

医疗机构应定期开展广泛的手卫生培训,培训形式和内容应根据培训对象不同而调整,使广大医务人员能掌握必要的手卫生知识和技能,提高其无菌观念和自我保护意识,保证手卫生的效果。

4. 加强监督指导

医疗机构应加强对临床、医技部门及其他部门人员的手卫生监督,包括对手卫生设施的管理;对照 WHO 提出"手卫生的五个重要时刻"(接触病人前;进行无菌操作前;接触体液后;接触病人后;接触病人周围环境后)开展对医务人员的指导与监督,提高手卫生的依从性。

5. 开展效果监测

应加强手卫生效果的监测,每季度对手术室、产房、导管室、层流洁净病房、骨髓移植病房、器官移植病房、重症监护病房、新生儿室、母婴室、血液透析病房、烧伤病房、感染疾病科、口腔科(门诊及病房)等部门工作的医务人员进行手消毒效果监测;当怀疑医院感染暴发与医务人员手卫生有关时,应及时进行监测,并进行相应的致病微生物检测。卫生手消毒后,监测的细菌菌落数 $\leqslant 10 \text{ CFU/cm}^2$;外科手消毒后,监测的细菌菌落数 $\leqslant 5 \text{ CFU/cm}^2$。

(三)手卫生设施

1. 洗手设施

(1)流动水洗手设施:洗手应采用流动水,水龙头应位于洗手池的适当位置。手术室、产房、导管室、层流洁净病房、骨髓移植病房、器官移植病房、重症监护病房、新生儿室、母婴室、血液透析病房、烧伤病房、感染疾病科、口腔科(门诊及病房)、消毒供应中心等重点部门必须配备非手触式水龙头;有条件的医疗机构在诊疗区域均宜配备非手触式水龙头。

(2)清洁剂:洗手的清洁剂可为肥皂、皂液或含杀菌成分的洗手液。使用固体肥皂需保持干燥,皂液或洗手液浑浊或变色时需及时更换;盛放皂液或洗手液的容器宜一次性使用,重复使用的容器应每周清洁和消毒。

(3)干手设施:洗手后需正确进行手的干燥。干手设施最好为一次性使用的纸巾;也可使用纯棉小毛巾,一用一消毒;还可使用干手机等其他可避免手再次污染的方法。另备盛放擦手纸或小毛巾的容器。

2. 卫生手消毒设施医

院需配备合格的速干手消毒剂,最常应用于手部皮肤消毒的消毒剂有如乙醇、异丙醇、氯己定、碘伏、乙醇与氯己定的复合制剂等。剂型包括水剂、凝胶和泡沫型。手消毒剂应为符合国家有关规定的产品,医务人员有良好的接受性,宜使用一次性包装,并且无异味、无刺激性。

3. 外科手消毒设施

(1)手术室(部)洗手设施:应采用流动水洗手,洗手池设置在手术间附近,水池大小、局矮适宜,能防止洗手水溅出,池面应光滑无死角易于清洁,每日清洁与消毒。洗手池及水龙头的数量应根据手术间的数量设置,水龙头数量应不少于手术间的数量,水龙头开关应为非手触式。

(2)清洁用品:包括清洁剂、清洁指甲用物、手卫生的揉搓用品等。手刷的大小、刷毛的软硬度要合适。定期检查手刷质量,发现不合格及时更换。刷手工具应方便取用,一用一消毒,消毒前必须先用清水冲洗干净并干燥。

(3)外科手消毒剂:常用外科手消毒剂有氯己定与醇类的复合制剂、碘伏和4%氯己定等。以免冲洗手消毒剂为主,消毒后不需用水冲洗。消毒剂宜采用一次性包装,放在非手触式的出液器中。重复使用的消毒剂容器应每周清洁与消毒。

(4)干手物品:清洁毛巾、无菌巾。均应一人一用,用后清洁、灭菌;盛装毛巾的容器应每次清洗、灭菌。

(5)其他:配备计时装置、洗手流程图及说明图。

二、洗手

有效的洗手可清除手上99%以上的各种暂居菌,是防止医院感染传播最重要的措施之一。

【目的】

清除手部皮肤污垢和大部分暂居菌,切断通过手传播感染的途径。

【操作前准备】

1. 环境准备

清洁、宽敞。

2. 护士准备

衣帽整洁,修剪指甲,取下手表、饰物,卷袖过肘。

3. 用物准备

流动水洗手设施、清洁剂、干手设施,必要时备护手液或直接备速干手消毒剂。

【操作步骤】

见表2-4。

表2-4　洗手的操作步骤

步骤	要点与说明
1.准备　打开水龙头,调节合适水流和水温	水龙头最好是感应式或用肘、脚踏、膝控制的开关
2.湿手　在流动水下,使双手充分淋湿	水流不可过大以防溅湿工作服 水温适当,太热或太冷会使皮肤干燥
3.涂剂　关上水龙头并取适量清洁剂均匀涂抹至整个手掌、手背、手指和指缝	

步骤	要点与说明
4.揉搓　认真揉搓双手至少 15 秒,具体揉搓步骤为(图 2-1A—F):①掌心相对,手指并拢相互揉搓;②掌心对手背沿指缝相互揉搓,交换进行;③掌心相对,双手交叉指缝相互揉搓;④穹曲手指使关节在另一掌心旋转揉搓,交换进行;⑤一手握另一手大拇指旋转揉搓,交换进行;⑥五个手指尖并拢在另一掌心中旋转揉搓,交换进行	注意清洗双手所有皮肤,包括指背、指尖和指缝 必要时增加手腕的清洗,要求握住手腕回旋揉搓手:腕部及腕上 10 cm,交换进行(图 2-1G)
5.冲净　打开水龙头,在流动水下彻底冲净双手	流动水可避免污水沾污双手 冲净双手时注意指尖向下
6.干手　关闭水龙头,以擦手纸或毛巾擦干双手或在干手机下烘干双手;必要时取护手液护肤	避免二次污染 干手巾应保持清洁干燥,一用一消毒

【注意事项】

1.明确选择洗手方法的原则

当手部有血液或其他体液等肉眼可见污染时,应用清洁剂和流动水洗手;当手部没有肉眼可见污染时可用速干手消毒剂消毒双手代替洗手,揉搓方法与洗手方法相同。

2.遵循洗手流程,揉搓面面俱到

遵照洗手的流程和步骤,调节合适的水温、水流,避免污染周围环境;如水龙头为手触式的,注意随时清洁水龙头开关。揉搓双手时各个部位都需洗到、冲净,尤其要认真清洗指背、指尖、指缝和指关节等易污染部位;冲净双手时注意指尖向下。

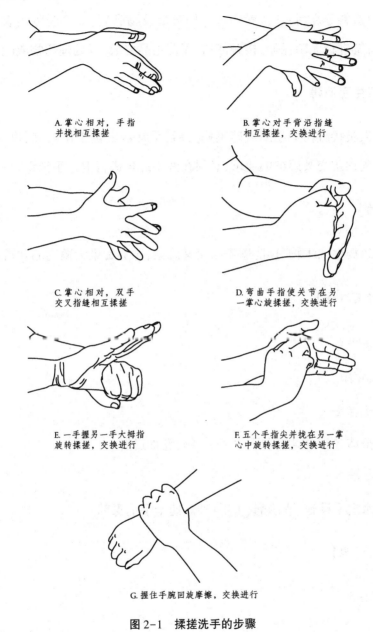

A. 掌心相对，手指
并拢相互揉搓

B. 掌心对手背沿指缝
相互揉搓，交换进行

C. 掌心相对，双手
交叉指缝相互揉搓

D. 弯曲手指使关节在另
一掌心旋揉搓，交换进行

E. 一手握另一手大拇指
旋转揉搓，交换进行

F. 五个手指尖并拢在另一掌
心中旋转揉搓，交换进行

G. 握住手腕回旋摩擦，交换进行

图 2-1　揉搓洗手的步骤

3. 牢记洗手时机,掌握洗手指征

①直接接触每个病人前后;②从同一病人身体的污染部位移动到清洁部位

时;③接触病人黏膜、破损皮肤或伤口前后;④接触病人血液、体液、分泌物、排泄物、伤口敷料等之后;⑤接触病人周围环境及物品后;⑥穿脱隔离衣前后,脱手套之后;⑦进行无菌操作,接触清洁、无菌物品之前;⑧处理药物或配餐前。

三、卫生手消毒

医务人员接触污染物品或感染病人后,手常被大量细菌污染,仅一般洗手尚不能达到预防交叉感染的要求,必须在洗手后再进行卫生手消毒。

【目的】

清除致病性微生物,预防感染与交叉感染,避免污染无菌物品和清洁物品。

【操作前准备】

1. 环境准备

清洁、宽敞。

2. 护士准备

衣帽整洁、修剪指甲,取下手表、饰物,卷袖过肘。

3. 用物准备

流动水洗手设施、清洁剂、干手设施、速干手消毒剂。

【操作步骤】

见表2-5。

表2-5　卫生手消毒的操作步骤

步骤	要点与说明
1.洗手　按洗手步骤洗手并保持手的干燥	符合洗手的要求与要点

续　表

步骤	要点与说明
2.涂剂　取速干手消毒剂于掌心,均匀涂抹至整个手掌、手背、手指和指缝,必要时增加手腕及腕上 10 cm	消毒剂要求:作用速度快、不损伤皮肤、不引起过敏反应
3.揉搓　按照揉搓洗手的步骤揉搓双手,直至手部干燥	保证消毒剂完全覆盖手部皮肤 揉搓时间至少 15 秒
4.干手　自然干燥	

【注意事项】

1.先洗手再干燥

卫生手消毒前先洗手并保持手部干燥,遵循洗手的注意事项。

2.涂剂揉搓全覆盖

速干手消毒剂揉搓双手时方法正确,注意手的各个部位都需揉搓到。

3.牢记卫生手消毒时机

下列情况下应先洗手,然后进行卫生手消毒:①接触病人的血液、体液和分泌物后;②接触被传染性致病微生物污染的物品后;③直接为传染病病人进行检查、治疗、护理后;④处理传染病人污物之后。

四、外科手消毒

为保证手术效果,减少医院感染,外科手术前医务人员必须在洗手后再进行外科手消毒。

【目的】

清除指甲、手部、前臂的污物和暂居菌,将常居菌减少到最低程度,抑制微生物的快速再生。

【操作前准备】

1. 环境准备

清洁、宽敞。

2. 护士准备

衣帽整洁、修剪指甲,取下手表、饰物,卷袖过肘。

3. 用物准备

洗手池、清洁用品、手消毒剂、干手物品、计时装置、洗手流程及说明图等。

【操作步骤】

见表2-6。

表2-6　外科手消毒的操作步骤

步骤	要点与说明
1. 准备摘除手部饰物,修剪指甲	手部饰物包括手镯、戒指、假指甲 指甲长度不能超过指尖,甲缘平整
2. 洗手调节水流,湿润双手,取适量的清洁剂揉搓并刷洗双手、前臂和上臂下1/3	特别注意使用毛刷清洁指甲下的污垢和手部皮肤的皱褶处 揉搓用品应每人使用后消毒或者一次性使用;清洁指甲用品每日清洁与消毒
3. 冲净流动水冲洗双手、前臂和上臂下1/3	始终保持双手位于胸前并高于肘部

续　表

步骤	要点与说明
4.干手使用干手物品擦干双手、前臂和上臂下 1/3	
5.消毒	
▲免冲洗手消毒法	
(1)涂抹消毒剂:取适量的免冲洗手消毒剂涂抹至双手的每个部位、前臂和上臂下 1/3	每个部位均需涂抹到消毒剂 手消毒剂的取液量、揉搓时间及使用方法遵循产品的使用说明
(2)揉搓自干:认真揉搓直至消毒剂干燥	
▲冲洗手消毒法	
(1)涂剂揉搓:取适量的手消毒剂涂抹至双手的每个部位、前臂和上臂下 1/3,认真揉搓 2~6 分钟	每个部位均需涂抹到消毒剂 手消毒剂的取液量、揉搓时间及使用方法遵循产品的使用说明
(2)流水冲净:流水冲净双手、前臂和上臂下 1/3	水由手部流向肘部 流动水的水质应符合生活饮用水标准,如水质达不到要求,手术医师在戴手套前,应用醇类手消毒剂再消毒双手后戴手套
(3)按序擦干:无菌巾彻底擦干双手、前臂和上臂下 1/3	无菌巾擦干顺序:手部、前臂、上臂下 1/3

【注意事项】

1.遵循原则

①先洗手,后消毒;②不同病人手术之间、手套破损或手被污染时,应重新进行外科手消毒。

2. 充分准备

洗手之前应先摘除手部饰物(包括假指甲)和手表,修剪指甲时要求长度不超过指尖,保持指甲周围组织的清洁。

3. 双手位置合适

在整个手消毒过程中始终保持双手位于胸前并高于肘部。

4. 操作顺序恰当

涂抹消毒剂并揉搓、流水冲洗、无菌巾擦干等都应从手部开始,然后再向前臂、上臂下 1/3 进行。

5. 终末处理规范

用后的清洁指甲用具、揉搓用品如海绵、手刷等,应放到指定的容器中;揉搓用品应每人使用后消毒或者一次性使用;清洁指甲用品应每日清洁与消毒;术后摘除外科手套后,应用肥皂(皂液)清洁双手。

第四节　无菌技术

无菌技术是预防医院感染的一项基本而重要的技术,其基本操作方法根据科学原则制订,每个医务人员都必须熟练掌握并严格遵守,任何一个环节都不能违反,以保证病人的安全。

一、概述

(一)相关概念

1. 无菌技术

指在医疗、护理操作过程中,防止一切微生物侵入人体和防止无菌物品、无菌区域被污染的技术。

2. 无菌区

指经灭菌处理且未被污染的区域。

3. 非无菌区

指未经灭菌处理,或虽经灭菌处理但又被污染的区域。

4. 无菌物品

指通过灭菌处理后保持无菌状态的物品。

5. 非无菌物品

指未经灭菌处理,或虽经灭菌处理后又被污染的物品。

(二)无菌技术操作原则

1. 操作环境清洁且宽敞

①操作室应清洁、宽敞、定期消毒;无菌操作前半小时停止清扫、减少走动,避免尘埃飞扬;②操作台清洁、干燥、平坦,物品布局合理。

2. 工作人员仪表符合要求

无菌操作前,工作人员应着装整洁、修剪指甲、洗手、戴口罩,必要时穿无菌衣、戴无菌手套。

3. 无菌物品管理有序规范

①存放环境:适宜的室内环境要求温度低于 24 ℃,相对湿度<70%,机械通风换气 4~10 次/小时;无菌物品应存放于无菌包或无菌容器内,并置于高出地面 20 cm、距离天花板超过 50 cm、离墙远于 5 cm 处的物品存放柜或架上,以减少来自地面、屋顶和墙壁的污染;②标识清楚:无菌包或无菌容器外需标明物品名称、灭菌日期;无菌物品必须与非无菌物品分开放置,并且有明显标志;③使用有序:无菌物品通常按失效期先后顺序摆放取用;必须在有效期内使用,可疑

污染、污染或过期应重新灭菌;④储存有效期:使用纺织品材料包装的无菌物品如存放环境符合要求,有效期宜为14天,否则一般为7天;医用一次性纸袋包装的无菌物品,有效期宜为30天;使用一次性医用皱纹纸、一次性纸塑袋、医用无纺布或硬质密封容器包装的无菌物品,有效期宜为180天;由医疗器械生产厂家提供的一次性使用无菌物品遵循包装上标识的有效期。

4.操作过程中加强无菌观念

进行无菌操作时,应培养并加强无菌观念:①明确无菌区、非无菌区、无菌物品、非无菌物品,非无菌物品应远离无菌区;②操作者身体应与无菌区保持一定距离;③取、放无菌物品时,应面向无菌区;④取用无菌物品时应使用无菌持物钳;⑤无菌物品一经取出,即使未用,也不可放回无菌容器内;⑥手臂应保持在腰部或治疗台面以上,不可跨越无菌区,手不可接触无菌物品;⑦避免面对无菌区谈笑、咳嗽、打喷嚏;⑧如无菌物品疑有污染或已被污染,即不可使用,应予以更换;⑨一套无菌物品供一位病人使用。

二、无菌技术基本操作方法

(一)使用无菌持物钳法

【目的】

取放和传递无菌物品,保持无菌物品的无菌状态。

【操作前准备】

1.环境准备

清洁、宽敞、明亮、定期消毒。

2. 护士准备

衣帽整洁、修剪指甲、洗手、戴口罩。

3. 用物准备

无菌持物钳、盛放无菌持物钳的容器。

(1)无菌持物钳的种类(图2-2):临床常用的无菌持物钳有卵圆钳、三叉钳、长镊子及短镊子四种。①卵圆钳:下端有两个卵圆形小环,分直头和弯头,可夹取刀、剪、镊、治疗碗等;②三叉钳:下端较粗呈三叉形,并以一定弧度向内弯曲,常用于夹取较大或较重物品,如瓶、罐、盆、骨科器械等;③镊子:分长、短两种,其尖端细小,轻巧方便,适用于夹取针头、棉球、纱布等。

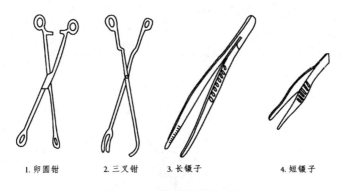

1. 卵圆钳　　2. 三叉钳　　3. 长镊子　　4. 短镊子

图2-2　无菌持物钳的种类

(2)无菌持物钳的存放:每个容器只放一把无菌持物钳,目前临床主要使用干燥保存法,即将盛有无菌持物钳的无菌干罐保存在无菌包内,使用前开包,4小时更换一次。

【操作步骤】

见表2-7。

表 2-7　使用无菌持物钳法的操作步骤

步骤	要点与说明
1.查对　检查并核对物品的名称、有效期、灭菌标识	确保在灭菌有效期内使用 第一次开包使用时,应记录打开日期、时间并签名,4 小时内有效
2.取钳　打开盛放无菌持物钳的容器盖,手持无菌持物钳上 1/3 处,闭合钳端,将街移至容器中央,垂直取出,关闭容器盖	手不可触及容器盖内面 盖闭合时不可从盖孔中取、放无菌持物钳 取、放时,钳端不可触及容器口边缘
3.使用　保持钳端向下,在腰部以上视线范围内活动,不可倒转向上	保持无菌持物钳的无菌状态
4.放钳　用后闭合钳端,打开容器盖,快速垂直放回容器(图 2-3),关闭容器盖	防止无菌持物钳在空气中暴露过久而污染

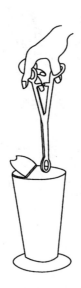

图 2-3　取放无菌持物钳

【注意事项】

(1)严格遵循无菌操作原则。

(2)取、放无菌持物钳时应先闭合钳端,不可触及容器口边缘。

(3)使用过程中:①始终保持钳端向下,不可触及非无菌区;②就地使用,到距离较远处取物时,应将持物钳和容器一起移至操作处。

(4)不可用无菌持物钳夹取油纱布,防止油粘于钳端而影响消毒效果;不可用无菌持物钳换药或消毒皮肤,以防被污染。

(5)无菌持物钳一旦污染或可疑污染应重新灭菌。

(6)无困持物钳如为湿式保存,除注意上述(1)—(5)外,还需注意:①盛放无菌持物银的有盖容器底部垫有纱布,容器深度与钳的长度比例适合,消毒液面需浸没持物钳轴节以上 2~3 cm 或镊子长度的 1/2;②无菌持物钳及其浸泡容器每周清洁、消毒 2 次,同时更换消毒液;使用频率较高的部门应每天清洁、灭菌(如门诊换药室、注射室、手术室等);③取、放无菌持物钳时不可触及液面以上部分的容器内壁;④放入无菌持物钳时需松开轴节以利于钳与消毒液充分接触。

(二)使用无菌容器法

【目的】

用于盛放无菌物品并保持其无菌状态。

【操作前准备】

1. 环境准备

清洁、宽敞、明亮、定期消毒。

2.护士准备

衣帽整洁、修剪指甲、洗手、戴口罩。

3.用物准备

(1)盛有无菌持物钳的无菌罐、盛放无菌物品的容器。

(2)无菌容器:常用的无菌容器有无菌盒、罐、盘等。无菌容器内盛灭菌器械、棉球、纱布等。

【操作步骤】

见表2-8。

表2-8　使用无菌容器法的操作步骤

步骤	要点与说明
1.查对　检查并核对无菌容器名称、灭菌日期、失效期、灭菌标识	应同时查对无菌持物钳以确保在有效期内 第一次使用,应记录开启日期、时间并签名,24小时内有效
2.开盖　取物时,打开容器盖,平移离开容器,内面向上置于稳妥处(图2-4)或拿在手中	盖子不能在无菌容器上方翻转,以防灰尘落入容器内 开、关盖时,手不可触及盖的边缘及内面,以防止污染
3.取物　用无菌持物铂从无菌容器内夹取无菌物品	垂直夹取物品,无菌持物钳及物品不可触及容器边缘
4.关盖　取物后,立即将盖盖严	避免容器内无菌物品在空气中暴露过久
5.手持容器　手持无菌容器(如治疗碗)时,应托住容器底部(图2-5)	手不可触及容器边缘及内面

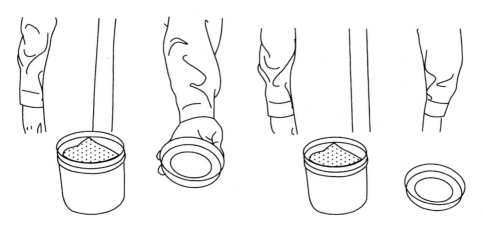

图 2-4 打开无菌容器盖

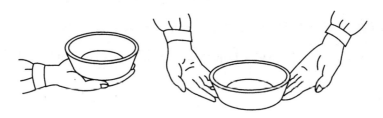

图 2-5 手持治疗碗

【注意事项】

(1)严格遵循无菌操作原则。

(2)移动无菌容器时,应托住底部,手指不可触及无菌容器的内面及边缘。

(3)从无菌容器内取出的物品,即使未用,也不可再放回无菌容器中。

(4)无菌容器应定期消毒灭菌;一经打开,使用时间不超过 24 小时。

(三)使用无菌包法

【目的】

从无菌包内取出无菌物品,供无菌操作使用。

【操作前准备】

1. 环境准备

清洁、宽敞、明亮、定期消毒。

2. 护士准备

衣帽整洁、修剪指甲、洗手、戴口罩。

3. 用物准备

(1)盛有无菌持物钳的无菌罐、盛放无菌包内物品的容器或区域。

(2)无菌包:内放无菌治疗巾、敷料、器械等。无菌包灭菌前应妥善包好:将需灭菌的物品放于包布中央,用包布一角盖住物品,左右两角先后盖上并将角尖向外翻折,盖上最后一角后用化学指示胶带贴妥(图2-6),再贴上注明物品名称及灭菌日期的标签。

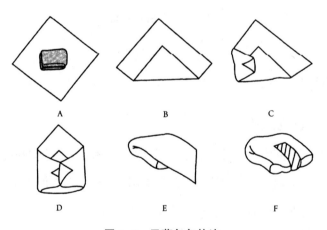

图2-6 无菌包包扎法

(3)记录纸、笔。

【操作步骤】

见表2-9。

表2-9　使用无菌包法的操作步骤

步骤	要点与说明
1.查对　检查并核对无菌包名称、灭菌日期、有效期、灭菌标识,检查无菌包有无潮湿或破损	应同时查对无菌持物钳以确保在有效期内 如超过有效期或有潮湿破损不可使用
2.开包　将包托在手上,另一手撕开粘贴的胶带,或解开系带卷放在手上,手接触包布四角外面,依次揭开四角并捏住	手不可触及包布内面及无菌物品
3.放物　稳妥地将包内物品放在备好的无菌区内或递送给术者(图2-7)	投放时,手托住包布使无菌面朝向无菌区域
4.整理　将包布折叠放妥	

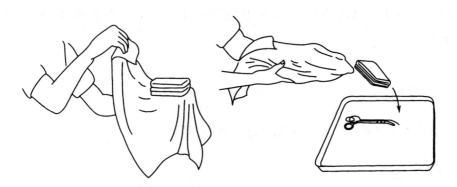

图2-7　一次性取出无菌包内物品

【注意事项】

(1)严格遵循无菌操作原则。

（2）无菌包包布通常选用质厚、致密、未脱脂的双层棉布制成，或使用医用无纺布。

（3）打开无菌包时手只能接触包布四角的外面，不可触及包布内面，不可跨越无菌区。

（4）无菌包应定期灭菌，如包内物品超过有效期、被污染或包布受潮，则需重新灭菌。

（5）如取出包内部分物品，无菌包检查后平放于清洁、干燥、平坦的操作台上，手接触包布四角外面，依次揭开四角，用无菌持物钳夹取所需物品放在备妥的无菌区，按原折痕包好，注明开包日期及时间，限 24 小时内使用。

（四）无菌区域准备法

无菌区域是指经灭菌处理且未被污染的区域。手术时将手术区皮肤消毒后，需铺无菌单，除显露手术切口以外所必需的最小皮肤区域，其余部位予以遮盖，以建立无菌区域，减少手术中的污染。深静脉置管、导尿等操作时，需在消毒部位铺好无菌治疗巾或无菌洞巾，形成无菌区域。注射药物或换药等操作需铺无菌盘，铺无菌盘法是将无菌治疗巾铺在洁净、干燥的治疗盘内，形成无菌区以供无菌操作用。

【目的】

形成无菌区域以放置无菌物品，供治疗护理用。

【操作前准备】

1. 环境准备

清洁、宽敞、明亮、定期消毒。

2.护士准备

衣帽整洁、修剪指甲、洗手、戴口罩。

3.用物准备

（1）盛有无菌持物钳的无菌罐、无菌物品、盛放治疗巾的无菌包。无菌包内无菌治疗巾的折叠有两种方法：①纵折法：治疗巾纵折两次，再横折两次，开口边向外（图2-8）；②横折法：治疗巾横折后纵折，再重复一次（图2-9）。

（2）治疗盘、记录纸、笔。

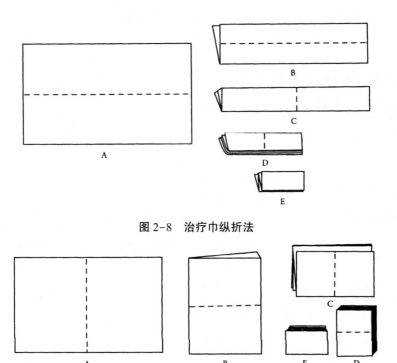

图2-8 治疗巾纵折法

图2-9 治疗巾横折法

【操作步骤】

以铺无菌盘为例。见表2-10。

表 2-10　无菌区域准备法的操作步骤

步骤	要点与说明
1.查对　检查并核对无菌包名称、灭菌日期、有效期、灭菌标识,有无潮湿或破损	同无菌包使用法 应同时查对无菌持物钳、无菌物品以确保在有效期内
2.取巾　打开无菌包,用无菌持物银取一块治疗巾置于治疗盘内	如治疗巾未用完,应按要求开包、回包,注明开包时间,限 24 小时内使用
3.铺盘	治疗巾内面构成无菌区 不可跨越无菌区
▲单层底铺盘法	
(1)铺巾:双手捏住无菌巾一边外面两角,轻轻抖开,双折平铺于治疗盘上,将上层呈扇形折至对侧,开口向外(图 2-10)	手不可触及无菌巾内面
(2)放入无菌物品	保持物品无菌
(3)覆盖:双手捏住扇形折叠层治疗巾外面,遮盖于物品上,对:齐上下层边缘,将开口处向上翻折两次,两侧边缘分别向下折一次,露出治疗盘边缘	手不可触及无菌巾内面 调整无菌物品的位置,使之尽可能居中
▲双层底铺盘法	
(1)铺巾:双手捏住无菌巾一边外面两角,轻轻抖开,从远到近,3 折成双层底,上层呈扇形折叠,开口向外(图 2-11)	手不可触及无菌巾内面
(2)放入无菌物品	保持物品无菌
(3)覆盖:拉平扇形折叠层,盖于物品上,边缘对齐	手不可触及无菌巾内面 调整无菌物品的位置,使之尽可能居中
▲双巾铺盘法	

续　表

步骤	要点与说明
(1)铺巾:双手捏住无菌巾一边两角外面,轻轻抖开,从远到近铺于治疗盘上,无菌面朝上	手不可触及无菌巾另一面
(2)放入无菌物品	
(3)覆盖:取出另一块无菌巾打开,从近到远覆盖于无菌物品上,无菌面朝下。两巾边缘对齐,四边多余部分分别向上反折	
4.记录　注明铺盘日期及时间并签名	铺好的无菌盘4小时内有效

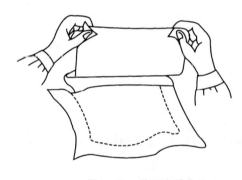

图 2-10　单层底铺盘法

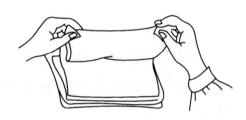

图 2-11　双层底铺盘法

【注意事项】

(1)严格遵循无菌操作原则。

(2)铺无菌盘区域须清洁干燥、无菌巾避免潮湿、污染。

(3)铺盘时非无菌物品和身体应与无菌盘保持适当距离,手不可触及无菌巾内面,不可跨越无菌区。

(4)铺好的无菌盘尽早使用,有效期不超过4小时。

(五)倒取无菌溶液法

【目的】

保持无菌溶液的无菌状态,供治疗护理用。

【操作前准备】

1.环境准备

清洁、宽敞、明亮、定期消毒。

2.护士准备

衣帽整洁、修剪指甲、洗手、戴口罩。

3.用物准备

(1)无菌溶液、启瓶器、弯盘。

(2)盛装无菌溶液的容器。

(3)棉签、消毒液、记录纸、笔等,必要时备盛有无菌持物钳的无菌罐、无菌纱布罐。

【操作步骤】

见表2-11。

表2-11 倒取无菌溶液法的操作步骤

步骤	要点与说明
1.清洁 取盛有无菌溶液的密封瓶,擦净瓶外灰尘	

续　表

步骤	要点与说明
2.查对　检查并核对:①瓶签上的药名、剂量、浓度和有效期;②瓶盖有无松动;③瓶身有无裂缝;④溶液有无沉淀、浑浊或变色	确定溶液正确、质量可靠 对光检查溶液质量 同时需查对无菌持物钳、无菌纱布有效期
3.开瓶　用启瓶器撬开瓶盖,消毒瓶塞,待干后打开瓶塞	按无菌原则打开瓶塞,手不可触及瓶口及瓶塞内面,防止污染
4.倒液　手持溶液瓶,瓶签朝向掌心,倒出少量溶液旋转冲洗瓶口,再由原处倒出溶液至无菌容器中(图2-12)	避免沾湿瓶签 倒溶液时高度适宜,勿使瓶口接触容器口周围,勿使溶液溅出
5.盖塞　倒好溶液后立即塞好瓶塞	必要时消毒后盖好,以防溶液污染
6.记录　在瓶签上注明开瓶日期及时间并签名,放回原处	已开启的溶液瓶内溶液,可保存24小时 余液只作清洁操作用
7.处理　按要求整理用物并处理	

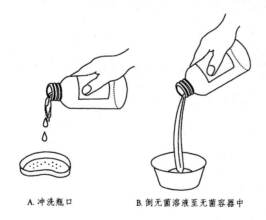

A.冲洗瓶口　　　B.倒无菌溶液至无菌容器中

图2-12　倒取无菌溶液法

【注意事项】

(1)严格遵循无菌操作原则。

(2)不可将物品伸入无菌溶液瓶内蘸取溶液;倾倒液体时不可直接接触无

菌溶液瓶口;已倒出的溶液不可再倒回瓶内以免污染剩余溶液。

(3)已开启的无菌溶液瓶内的溶液,24 小时内有效,余液只作清洁操作用。

(六)戴、脱无菌手套法

【目的】

预防病原微生物通过医务人员的手传播疾病和污染环境,适用于医务人员进行严格的无菌操作时,接触病人破损皮肤、黏膜时。

【操作前准备】

1.环境准备

清洁、宽敞、明亮、定期消毒。

2.护士准备

衣帽整洁、修剪指甲、取下手表、洗手、戴口罩。

3.用物准备

无菌手套、弯盘。无菌手套一般有两种类型:①天然橡胶、乳胶手套;②人工合成的非乳胶产品,如乙烯、聚乙烯手套。

【操作步骤】

见表 2-12。

表 2-12　戴、脱无菌手套法的操作步骤

步骤	要点与说明
1.查对　检查并核对无菌手套袋外的号码、灭菌日期,包装是否完整、干燥	选择适合操作者手掌大小的号码 确认在有效期内

步骤	要点与说明
2. 打开手套袋　将手套袋平放于清洁、干燥的桌面上打开(图 2-13)	
3. 取、戴手套	
▲分次取、戴法	
(1)一手掀开手套袋开口处,另一手捏住一只手套的反折部分(手套内面)取出手套,对准五指戴上(图 2-14A)	手不可触及手套外面(无菌面) 手套取出时外面(无菌面)不可触及任何非无菌物品
(2)未戴手套的手掀起另一只袋口,再用戴好手套的手指插入另一只手套的反折内面(手套外面),取出手套,同法戴好(图 2-14B)。 同时,将后一只戴好的手套的翻边扣套在工作服衣袖外面(图 2-14C),同法扣套好另一只手套(图 2-14D)	已戴手套的手不可触及未戴手套的手及另一手套的内面(非无菌面);未戴手套的手不可触及手套的外面 戴好手套的手始终保持在腰部以上水平、视线范围内
▲一次性取、戴法	
(1)两手同时掀开手套袋开口处,用一手拇指和食指同时捏住两只手套的反折部分,取出手套(图 2-15A)	要点同分次取、戴手套
(2)将两手套五指对准,先戴一只手,再以戴好手套的手指插入另一只手套的反折内面,同法戴好(图 2-15B) (3)同时,将后一只戴好的手套的翻边扣套在工作服衣袖外面(图 2-15C),同法扣套好另一只手套(图 2-15D)	

步骤	要点与说明
4.检查　调整双手对合交叉检查是否漏气,并调整手套位置	手套外面(无菌面)不可触及任何非无菌物品
5.脱手套用戴着手套的手捏住另一手套腕部外面,翻转脱下;再将脱下手套的手伸入另一手套内,捏住内面边缘将手套向下翻转脱下	勿使手套外面(污染面)接触到皮肤 不可强拉手套
6.处理按要求整理用物并处理。洗手,脱口罩	将手套弃置于黄色医疗垃圾袋内

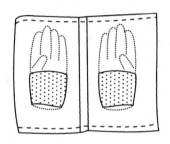

图 2-13　无菌手套的放置

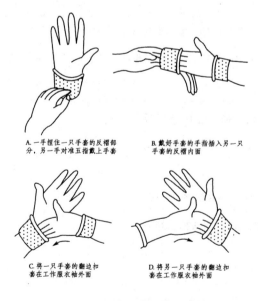

A.一手捏住一只手套的反褶部分,另一手对准五指戴上手套

B.戴好手套的手指插入另一只手套的反褶内面

C.将一只手套的翻边扣套在工作服衣袖外面

D.将另一只手套的翻边扣套在工作服衣袖外面

图 2-14　分次取戴无菌手套法

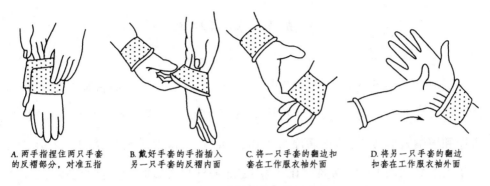

A. 两手指捏住两只手套的反褶部分，对准五指

B. 戴好手套的手指插入另一只手套的反褶内面

C. 将一只手套的翻边扣套在工作服衣袖外面

D. 将另一只手套的翻边扣套在工作服衣袖外面

图 2-15　一次性取戴无菌手套法

【注意事项】

（1）严格遵循无菌操作原则。

（2）选择合适手掌大小的手套尺码；修剪指甲以防刺破手套。

（3）戴手套时手套外面（无菌面）不可触及任何非无菌物品；已戴手套的手不可触及未戴手套的手及另一手套的内面；未戴手套的手不可触及手套的外面。

（4）戴手套后双手应始终保持在腰部或操作台面以上视线范围内的水平；如发现有破损或可疑污染应立即更换。

（5）脱手套时避免强拉，应翻转脱下，手套外面（污染面）在内，注意勿使手套外面（污染面）接触到皮肤；脱手套后应洗手。

（6）诊疗护理不同病人之间应更换手套；一次性手套应一次性使用；戴手套不能替代洗手，必要时进行手消毒。

第五节　隔离技术

隔离是采用各种方法、技术,防止病原体从病人及携带者传播给他人的措施。通过隔离可以切断感染链,将传染源、高度易感人群安置在指定地点,暂时避免和周围人群接触,防止病原微生物在病人、工作人员及媒介物中扩散。由中华人民共和国卫健委发布,2009 年 12 月 1 日起实施的《医院隔离技术规范》是当前医院隔离工作的指南。

一、概述

隔离是预防医院感染的重要措施之一,在隔离工作中护理人员应自觉遵守隔离制度,严格遵循隔离原则,认真执行隔离技术,同时应加强隔离知识教育,使出入医院的所有人员理解隔离的意义并能主动配合隔离工作。

(一)区域划分

1. 清洁区

指进行传染病诊治的病区中不易受到病人血液、体液和病原微生物等物质污染及传染病病人不应进入的区域。包括医务人员的值班室、卫生间、男女更衣室、浴室以及储物间、配餐间等。

2. 潜在污染区

也称半污染区,指进行传染病诊治的病区中位于清洁区与污染区之间、有可能被病人血液、体液和病原微生物等物质污染的区域。包括医务人员的办公室、治疗室、护士站、病人用后的物品、医疗器械等的处理室、内走廊等。

3. 污染区

指进行传染病诊治的病区中传染病病人和疑似传染病病人接受诊疗的区

域,包括被其血液、体液、分泌物、排泄物污染物品暂存和处理的场所,如病室、处置室、污物间以及病人入院、出院处理室等。

4. 两通道

指进行传染病诊治的病区中的医务人员通道和病人通道。医务人员通道、出入口设在清洁区一端,病人通道、出入口设在污染区一端。

5. 缓冲间

指进行传染病诊治的病区中清洁区与潜在污染区之间、潜在污染区与污染区之间设立的两侧均有门的小室,为医务人员的准备间。

(二)医院建筑布局与隔离要求

根据病人获得感染危险性的程度,医院可分成 4 个区域:①低危险区域:包括行政管理区、教学区、图书馆、生活服务区等;②中等危险区域:包括普通门诊、普通病房等;③局危险区域:包括感染疾病科(门诊、病房)等;④极高危险区域:包括手术室、重症监护病房、器官移植病房等。同一等级分区的科室相对集中,高危险区域的科室宜相对独立,宜与普通门诊和病区分开,远离食堂、水源和其他公共场所;通风系统应区域化,防止区域间空气交叉感染;按照要求配备合适的手卫生设施。

1. 呼吸道传染病病区的布局与隔离要求

适用于经呼吸道传播疾病病人的隔离。

(1)建筑布局:呼吸道传染病病区应设在医院相对独立的区域,分为清洁区、潜在污染区和污染区,设立两通道和三区之间的缓冲间。各区域之间宜用感应自控门,缓冲间两侧的门不应同时开启,以减少区域之间空气流通。经空气传播疾病的隔离病区,应设置负压病室。病室的气压宜为 -30 Pa,缓冲间的气压宜为 -15 Pa。

(2)隔离要求:①应严格服务流程和三区管理,各区之间界线清楚,标识明显;②病室内有良好的通风设备;安装适量的非手触式开关的流动水洗手池;③不同种类传染病病人分室安置;疑似病人单独安置;受条件限制的医院,同种疾病病人可安置于一室,两病床之间距离不少于 1.1 m。

2. 感染性疾病病区的布局与隔离要求

适用于主要经接触传播疾病病人的隔离。

(1)建筑布局:感染性疾病病区应设在医院相对独立的区域,远离儿科病区、重症监护病区和生活区。设单独入、出口和入、出院处理室。中小型医院可在建筑物的一端设立感染性疾病病区。

(2)隔离要求:①分区明确,标识清楚;②病区通风良好,自然通风或安装通风设施;配备适量非手触式开关的流动水洗手设施;③不同种类的感染性疾病病人应分室安置;每间病室不应超过 4 人,病床间距应不少于 1.1 m。

3. 普通病区、门诊、急诊的布局与隔离要求

(1)普通病区:在病区的末端,设一间或多间隔离病室;感染性疾病病人与非感染性疾病病人宜分室安置;受条件限制的医院,同种感染性疾病、同种病原体感染病人可安置于一室,病床间距宜大于 0.8 m;病情较重的病人宜单人间安置。

(2)门诊:普通门诊应单独设立出入口,设置问讯、预检分诊、挂号、候诊、诊断、检查、治疗、交费、取药等区域;儿科门诊应自成一区,出入方便,并设预检分诊、隔离诊查室等;感染疾病科门诊符合国家相关规定。各诊室应通风良好,配备适量的流动水洗手设施和(或)配备速干手消毒剂;建立预检分诊制度,发现传染病病人或疑似传染病病人,应到专用隔离诊室或引导至感染疾病科门诊诊治,可能污染的区域应及时消毒。

(3)急诊:应设单独出入口、预检分诊、诊查室、隔离诊查室、抢救室、治疗室、观察室等;有条件的医院宜设挂号、收费、取药、化验、X 线检查、手术室等;严格预检分诊制度,及时发现传染病病人及疑似病人,及时采取隔离措施;各诊

室内应配备非手触式开关的流动水洗手设施和(或)配备速干手消毒剂;急诊观察室床间距不小于 1.2 m。

(三)隔离的管理要求

1. 布局规范

建筑布局应符合医院卫生学要求,并应具备隔离预防的功能,区域划分明确、标识清楚。

2. 隔离制度

应根据国家的有关法规,结合本医院的实际情况,制定隔离预防制度并实施。

3. 实施原则

隔离的实施应遵循"标准预防"和"基于疾病传播途径的预防"的原则。应采取有效措施,管理感染源、切断传播途径和保护易感人群。

4. 人员管理

应加强传染病病人的管理,包括隔离病人,严格执行探视制度。加强医务人员隔离与防护知识的培训,手卫生符合规范。

(四)隔离原则

1. 隔离标志明确,卫生设施齐全

①隔离病区设有工作人员与病人各自的进出门、梯道,通风系统区域化;隔离区域标识清楚,入口处配置更衣、换鞋的过渡区,并配有必要的卫生、消毒设备等;②隔离病室门外或病人床头安置不同颜色的提示卡(卡正面为预防隔离措施,反面为适用的疾病种类)以表示不同性质的隔离;门口放置用消毒液浸湿的脚垫,门外设立隔离衣悬挂架(柜或壁橱),备隔离衣、帽子、口罩、鞋套以及

手消毒物品等。

2. 严格执行服务流程,加强三区管理

明确服务流程,保证洁、污分开,防止因人员流程、物品流程交叉导致污染:①病人及病人接触过的物品不得进入清洁区;②病人或穿隔离衣的工作人员通过走廊时,不得接触墙壁、家具等;③各类检验标本应放在指定的存放盘和架上;④污染区的物品未经消毒处理,不得带到他处;⑤工作人员进入污染区时,应按规定穿隔离衣,戴帽子、口罩,必要时换隔离鞋;穿隔离衣前,必须将所需的物品备齐,各种护理操作应有计划并集中执行以减少穿脱隔离衣的次数和刷手的频率;⑥离开隔离病区前脱隔离衣、鞋,并消毒双手,脱帽子、口罩;⑦严格执行探视制度,探陪人员进出隔离区域应根据隔离种类采取相应的隔离措施,接触病人或污染物品后均必须消毒双手。

3. 隔离病室环境定期消毒,物品处置规范

①隔离病室应每日进行空气消毒和物品表面的消毒,应用Ⅳ类环境的消毒方法,根据隔离类型确定每日消毒的频次;②病人接触过的物品或落地的物品应视为污染,消毒后方可给他人使用;病人的衣物、稿件、钱币等消毒后才能交予家人;③病人的生活用品如脸盆、痰杯、餐具、便器个人专用,每周消毒;衣服、床单、被套等消毒后清洗;床垫、被、褥等定期消毒;排泄物、分泌物、呕吐物须经消毒处理后方可排放;④需送出病区处理的物品分类置于黄色污物袋内,袋外要有明显标记。

4. 实施隔离教育,加强隔离病人心理护理

①定期进行医务人员隔离与防护知识的培训,为其提供合适、必要的防护用品,使其正确掌握常见传染病的传播途径、隔离方式和防护技术,熟练掌握隔离操作规程;同时开展病人和探陪人员的隔离知识教育,使其能主动协助、执行隔离管理;②了解病人的心理情况,合理安排探视时间,尽量解除病人因隔离而产生的恐惧、孤独、自卑等心理反应。

5. 掌握解除隔离的标准,实施终末消毒处理

①传染性分泌物三次培养结果均为阴性或已度过隔离期,医生开出医嘱后,方可解除隔离;②对出院、转科或死亡人及其所住病室、所用物品及医疗器械等进行的消毒处理,包括病人的终末处理、病室和物品的终末处理。病人的终末处理:病人出院或转科前应沐浴,换上清洁衣服,个人用物须消毒后才能带离隔离区;如病人死亡,衣物原则上一律焚烧,尸体须用中效以上消毒剂进行消毒处理,并用浸透消毒液的棉球填塞口、鼻、耳、阴道、肛门等孔道,一次性尸单包裹后装入尸袋内密封再送太平间。病室及物品的终末处理:关闭病室门窗、打开床旁桌、摊开棉被、竖起床垫,用消毒液熏蒸或用紫外线照射;打开门窗,用消毒液擦拭家具、地面;体温计用消毒液浸泡,血压计及听诊器放熏蒸箱消毒;被服类消毒处理后再清洗。

二、隔离种类及措施

目前,隔离预防主要是在标准预防的基础上,实施两大类隔离:一是基于传染源特点切断疾病传播途径的隔离,二是基于保护易感人群的隔离。

标准预防是基于病人的血液、体液、分泌物(不包括汗液)、非完整皮肤和黏膜均可能含有感染性因子的原则,针对医院所有病人和医务人员采取的一组预防感染措施。包括手卫生、根据预期可能的暴露选用手套、隔离衣、口罩、护目镜或防护面罩,以及安全注射;也包括穿戴合适的防护用品处理病人环境中污染的物品与医疗器械。

(一)基于切断传播途径的隔离预防

确认的感染性病原微生物的传播途径主要有三种:接触传播、空气传播和飞沫传播。一种疾病可能有多种传播途径时,应在标准预防的基础上采取相应传播途径的隔离与预防。

1. 接触传播的隔离与预防

接触传播的隔离与预防是对确诊或可疑感染了经接触传播疾病如肠道感染、多重耐药菌感染、埃博拉出血热、皮肤感染等采取的隔离与预防。在标准预防的基础上,隔离措施还有:

(1)隔离病室使用蓝色隔离标志。

(2)病人的隔离:①根据感染疾病类型确定入住单人隔离室,还是同病种感染者同室隔离;②限制病人的活动范围,减少不必要的转运,如需要转运时,应采取有效措施,减少对其他病人、医务人员和环境表面的污染;③病人接触过的一切物品,如被单、衣物、换药器械等均应先灭菌,然后再进行清洁、消毒、灭菌。被病人污染的敷料应装袋标记后送焚烧处理。

(3)医务人员的防护:①进入隔离室前必须戴好口罩、帽子,从事可能污染工作服的操作时,应穿隔离衣;离开病室前,脱下隔离衣,按要求悬挂,每天更换清洗与消毒;或使用一次性隔离衣,用后按医疗废物管理要求进行处置。接触甲类传染病应按要求穿脱、处置防护服;②接触病人的血液、体液、分泌物、排泄物等物质时,应戴手套;离开隔离病室前、接触污染物品后应摘除手套,洗手和(或)手消毒。手上有伤口时应戴双层手套。

2. 空气传播的隔离与预防

空气传播的隔离与预防是对经空气传播的呼吸道传染疾病如肺结核、水痘等采取的隔离与预防。在标准预防的基础上,隔离措施还有:

(1)隔离病室使用黄色隔离标志。

(2)病人的隔离:①安置单间病室,无条件时相同病原体感染病人可同居一室,关闭通向走廊的门窗,尽量使隔离病室远离其他病室或使用负压病房;无条件收治时尽快转送至有条件收治呼吸道传染病的医疗机构,并注意转运过程中医务人员的防护;②当病人病情允许时,应戴外科口罩,定期更换,并限制其活动范围;③病人口鼻分泌物须经严格消毒后再倾倒,病人的专用痰杯要定期消毒,被病人污染的敷料应装袋标记后焚烧或做消毒—清洁—消毒处理;④严格空气消毒。

(3)医务人员的防护:①应严格按照区域流程,在不同的区域,穿戴不同的防护用品,离开时按要求摘脱,并正确处理使用后物品;②进入确诊或可疑传染病病人房间时,应戴帽子、医用防护口罩;进行可能产生喷溅的诊疗操作时,应戴防护目镜或防护面罩,穿防护服,当接触病人及其血液、体液、分泌物、排泄物等物质时应戴手套。

3.飞沫传播的隔离与预防

飞沫传播的隔离与预防是对经飞沫传播的疾病如百日咳、流行性感冒、病毒性腮腺炎及急性传染性非典型肺炎(SARS)等特殊急性呼吸道传染性疾病采取的隔离与预防。在标准预防的基础上,隔离措施还有:

(1)隔离病室使用粉色隔离标志。

(2)病人的隔离:①同空气传播的病人隔离措施①②③;②加强通风或进行空气的消毒;③病人之间、病人与探视者之间应相距1m以上,探视者应戴外科口罩。

(3)医务人员的防护:①医务人员严格按照区域流程,在不同的区域,穿戴不同的防护用品,离开时按要求摘脱,并正确处理使用后物品;②与病人近距离(1m以内)接触时,应戴帽子、医用防护口罩;进行可能产生喷溅的诊疗操作时,应戴护目镜或防护面罩,穿防护服;当接触病人及其血液、体液、分泌物、排泄物等物质时应戴手套。

4.其他传播途径疾病的隔离与预防

其他传播途径疾病的隔离与预防指对经生物媒介传播的疾病如鼠、蚤引起的鼠疫等,应根据疾病的特性,采取相应的隔离与防护措施。

（二）基于保护易感人群的隔离预防

保护性隔离是以保护易感人群作为制订措施的主要依据而采取的隔离,也称反向隔离,适用于抵抗力低下或极易感染的病人,如严重烧伤、早产儿、白血病、脏器移植及免疫缺陷等病人。应在标准预防的基础上,采取下列主要的隔离措施:

1.设专用隔离室

病人应住单间病室隔离,室外悬挂明显的隔离标志。病室内空气应保持正压通风,定时换气;地面、家具等均应每天严格消毒。

2.进出隔离室要求

凡进入病室内人员应穿戴灭菌后的隔离衣、帽子、口罩、手套及拖鞋;未经消毒处理的物品不可带入隔离区域;接触病人前、后及护理另一位病人前均应洗手。

3.污物处理

病人的引流物、排泄物、被其血液及体液污染的物品,应及时分装密闭,标记后送指定地点。

4.探陪要求

凡患呼吸道疾病者或咽部带菌者,包括工作人员均应避免接触病人;原则上不予探视,探视者需要进入隔离室时应采取相应的隔离措施。

三、隔离技术基本操作方法

为保护医务人员和病人,避免感染和交叉感染,应加强手卫生,根据情况使用帽子、口罩、手套、鞋套、护目镜、防护面罩、防水围裙、隔离衣、防护服等防护用品。

（一）帽子、口罩的使用

帽子可防止工作人员的头屑飘落、头发散落或被污染，分为一次性帽子和布制帽子。

口罩能阻止对人体有害的可见或不可见的物质吸入呼吸道，也能防止飞沫污染无菌物品或清洁物品。包括三类：①纱布口罩：能保护呼吸道免受有害粉尘、气溶胶、生物及灰尘伤害，普通脱脂纱布口罩长 18 cm 左右，宽 14 cm 左右，应不少于 12 层，纱布要求密度适当，经纬纱均不得少于 9 根；②外科口罩：医务人员在有创操作过程中能阻止血液、体液和飞溅物传播，通常为一次性使用的无纺布口罩，有可弯折鼻夹，多为夹层，外层有防水作用，中间夹层有过滤作用，能阻隔空气中颗粒超过 90%，内层可以吸湿；③医用防护口罩：是能阻止经空气传播的直径≤5 μm 感染因子或近距离<1m 接触经飞沫传播的疾病而发生感染的口罩，要求配有不小于 8.5 cm 的可弯折鼻夹，长方形口罩展开后中心部分尺寸长和宽均不小于 17 cm，密合型拱形口罩纵、横径均不小于 14 cm，口罩滤料的颗粒过滤效率应不小于 95%。

【目的】

保护工作人员和病人，防止感染和交叉感染。

1. 环境准备

清洁、宽敞。

2. 护士准备

着装整洁，洗手。

3. 用物准备

根据需要备合适的帽子、口罩。

【操作步骤】

见表 2-13。

表 2-13　帽子、口罩的使用操作步骤

步骤	要点与说明
1. 洗手	按揉搓洗手的步骤洗手
2. 戴帽子将帽子遮住全部头发,戴妥	帽子大小合适,能遮护全部头发
3. 戴口罩	根据用途及佩戴者脸型大小选择口罩,口罩要求干燥、无破损、无污渍
▲纱布口罩的戴法	
将口罩罩住鼻、口及下巴,口罩下方带系于颈后,上方带系于头顶中部	
▲外科口罩的戴法	
(1)将口罩罩住鼻、口及下巴,口罩下方带系于颈后,上方带系于头顶中部(图 2-16)	如系带是耳套式,分别将系带系于左右耳后
(2)将双手指尖放在鼻夹上,从中间位置开始,用手指向内按压,并逐步向两侧移动,根据鼻梁形状塑造鼻夹	不应一只手按压鼻夹
(3)调整系带的松紧度,检查闭合性	确保不漏气
▲医用防护口罩的戴法(图 2-17)	
(1)一手托住口罩,有鼻夹的一面背向外	
(2)将口罩罩住鼻、口及下巴,鼻夹部位向上紧贴面部	

续　表

步骤	要点与说明
(3)用另一手将下方系带拉过头顶,放在颈后双耳下	
(4)将上方系带拉过头顶中部	
(5)将双手指尖放在金属鼻夹上,从中间位置开始,用手指向内按鼻夹,并分别向两侧移动和按压,根据鼻梁的形状塑造鼻夹	不应一只手按压鼻夹
(6)检查:将双手完全盖住口罩,快速呼气,检查密合性,如有漏气应调整鼻夹位置	应调整到不漏气为止
4.脱口置洗丰后,先解开下面的系带,再解开上面的系带,用手指捏住系带将口罩取下丢入医疗垃圾袋内	如是一次性帽子、口罩,脱下后放入污物袋;如是布制帽子或纱布口罩,每日更换,清洗消毒 不要接触口罩外侧面(污染面)
5.脱帽子洗手后取下帽子	

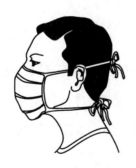

图 2-16　外科口罩佩戴方法

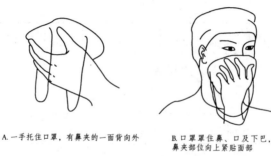

A. 一手托住口罩,有鼻夹的一面背向外

B. 口罩罩住鼻、口及下巴,鼻夹部位向上紧贴面部

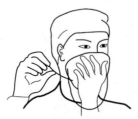
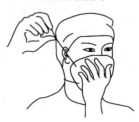

C. 将下方系带拉过头顶,放在颈后双耳下

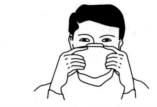

D. 双手指尖放在金属鼻夹上,根据鼻梁的形状塑造鼻夹

图 2-17　医用防护口罩佩戴方法

【注意事项】

1. 使用帽子的注意事项

①进入污染区和洁净环境前、进行无菌操作等应戴帽子;②帽子要大小合适,能遮住全部头发;③被病人血液、体液污染后应及时更换;④一次性帽子应一次性使用后,放入医疗垃圾袋集中处理;⑤布制帽子保持清洁干燥,每次或每天更换与清洁。

2. 使用口罩的注意事项

①应根据不同的操作要求选用不同种类的口罩:一般诊疗活动,可佩戴纱布口罩或外科口罩;手术室工作或护理免疫功能低下病人、进行体腔穿刺等操

作时应戴外科口罩;接触经空气传播或近距离接触经飞沫传播的呼吸道传染病病人时,应戴医用防护口罩。②始终保持口罩的清洁、干燥;口罩潮湿后、受到病人血液或体液污染后,应及时更换。③纱布口罩应每天更换、清洁与消毒,遇污染时及时更换;医用外科口罩只能一次性使用。④正确佩戴口罩,不应只用一只手捏鼻夹;戴上口罩后,不可悬于胸前,更不能用污染的手触摸口罩;每次佩戴医用防护口罩进入工作区域前,应进行密合性检查。⑤脱口罩前后应洗手,使用后的一次性口罩应放入医疗垃圾袋内,以便集中处理。

（二）护目镜、防护面罩的使用

护目镜能防止病人的血液、体液等具有感染性物质溅入人体眼部;防护面罩能防止病人的血液、体液等具有感染性物质溅到人体面部。下列情况应使用护目镜或防护面罩:①在进行诊疗、护理操作,可能发生病人血液、体液、分泌物等喷溅时;②近距离接触经飞沫传播的传染病病人时;③为呼吸道传染病病人进行气管切开、气管插管等近距离操作,可能发生病人血液、体液、分泌物喷溅时,应使用全面型防护面罩。

戴护目镜、防护面罩前应检查有无破损,佩戴装置有无松脱;佩戴后应调节舒适度。摘护目镜、防护面罩时应捏住靠头或耳朵的一边摘掉,放入医疗垃圾袋内,如需重复使用,放入回收容器内,以便清洁、消毒。

（三）穿、脱隔离衣

隔离衣是用于保护医务人员避免受到血液、体液和其他感染性物质污染,或用于保护病人避免感染的防护用品,分为一次性隔离衣和布制隔离衣。一次性隔离衣通常用无纺布制作,由帽子、上衣和裤子组成,可分为连身式、分身式两种。通常根据病人的病情、目前隔离种类和隔离措施,确定是否穿隔离衣,并选择其型号。下列情况应穿隔离衣:①接触经接触传播的感染性疾病病人如传染病病人、多重耐药菌感染病人等时;②对病人实行保护性隔离时,如大面积烧伤、骨髓移植等病人的诊疗、护理时;③可能受到病人血液、体液、分泌物、排泄物喷溅时。

【目的】

保护医务人员避免受到血液、体液和其他感染性物质污染,或用于保护病人避免感染。

【操作前准备】

1. 环境准备

清洁、宽敞。

2. 护士准备

衣帽整洁;修剪指甲、取下手表;卷袖过肘、洗手、戴口罩。

3. 用物准备

隔离衣一件,挂衣架,手消毒用物。

【操作步骤】

见表2-14。

表2-14　穿、脱隔离衣的操作步骤

步骤	要点与说明
▲穿隔离衣	
1.评估　病人的病情、治疗与护理、隔离的种类及措施、穿隔离衣的环境	根据隔离种类确定是否穿隔离衣

续　表

步骤	要点与说明
2. 取衣　查对隔离衣,取衣后手持衣领,衣领两端向外折齐,对齐肩缝	选择隔离衣型号,应能遮住全部衣服和外露的皮肤;查对隔离衣是否干燥、完好,有无穿过 如隔离衣已被穿过,隔离衣的衣领和内面视为清洁面,外面视为污染面。取衣时手持衣领(图2-18),使清洁面朝向自己,露出肩袖内口(图2-19)
3. 穿袖　一手持衣领,另一手伸入一侧袖内,持衣领的手向上拉衣领,将衣袖穿好(图2-20);换手持衣领,依上法穿好另一袖(图2-21)	
4. 系领　两手持衣领,由领子中央顺着边缘由前向后系好衣领(图2-22)	系衣领时袖口不可触及衣领、面部和帽子
5. 系袖口　扣好袖口或系上袖带(图2-23)	带松紧的袖口则不需系袖口
6. 系腰带　将隔离衣一边(约在腰下5 cm处)逐渐向前拉,见到衣边捏住(图2-24),同法捏住另一侧衣边(图2-25)。两手在背后将衣边边缘对齐(图2-26),向一侧折叠(图2-27),一手按住折叠处,另一手将腰带拉至背后折叠处,腰带在背后交叉,回到前面打一活结系好(图2-28)	后侧边缘须对齐,折叠处不能松散 如隔离衣被穿过,手不可触及隔离衣的内面 隔离衣后侧下部边缘如有衣扣,则扣上 穿好隔离衣后,双臂保持在腰部以上,视线范围内;不得进入清洁区,避免接触清洁物品
▲脱隔离衣	明确脱隔离衣的区域划分
1. 解腰　带解开腰带,在前面打一活结(图2-29)	如隔离衣后侧下部边缘有衣扣,则先解开

步骤	要点与说明
2.解袖口　解开袖口,将衣袖上拉,在肘部将部分衣袖塞入工作衣袖内(图2-30),充分暴露双手	不可使衣袖外侧塞入袖内
3.消毒　双手	不能沾湿隔离衣
4.解衣领　解开领带(或领扣)(图2-31)	保持衣领清洁
5.脱衣袖　双手持带将隔离衣从胸前向下拉,两手分别捏住对侧衣领内侧清洁面下拉脱去袖子	衣袖不可污染手及手臂 双手不可触及隔离衣外面 如还需使用,一手伸入另一侧袖口内(图2-32),拉下衣袖过手(遮住手),再用衣袖遮住的手在外面握住另一衣袖的外面并拉下袖子(图2-33),两手在袖内使袖子对齐,双臂逐渐退出(图2-34)
6.处理　将隔离衣污染面向里,衣领及衣边卷至中央,一次性隔离衣投入医疗垃圾袋中(图2-35),如为需换洗的布制隔离衣放入污衣回收袋内清洗消毒后备用	如隔离衣还可使用,双手持领,将隔离衣两边对齐,挂在衣钩上;如挂在半污染区,清洁面向外;挂在污染区则污染面向外

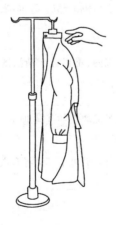

图 2-18　取隔离衣

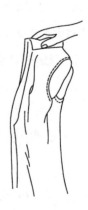

图 2-19　清洁面朝向自己,露出肩袖内口

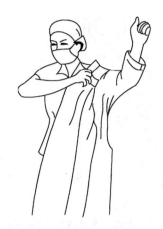

图 2-20　穿一只衣袖

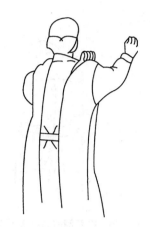

图 2-21　穿另一只衣袖

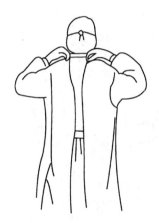

图 2-22　系衣领

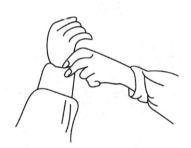

图 2-23　系袖口

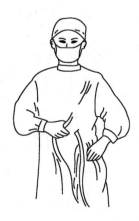

图 2-24　将一侧衣边拉到前面

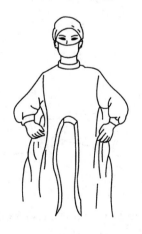

图 2-25　将另一侧衣边拉到前面

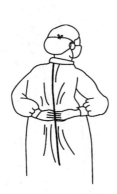

图 2-26　将两侧衣边在背后对齐

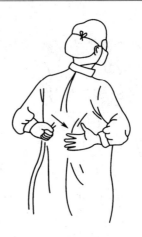

图 2-27　将对齐的衣边向一边折叠

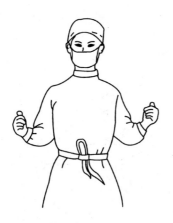

图 2-28　系腰带

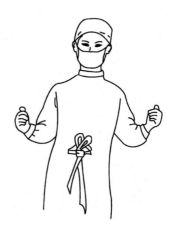

图 2-29　解开腰带在前面打一活结

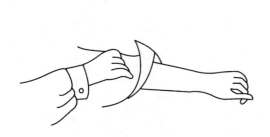

图 2-30　翻起袖口,将衣袖向上拉

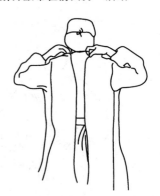

图 2-31　解衣领

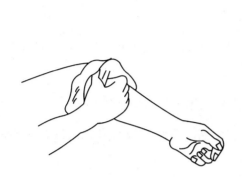

图 2-32　拉下衣袖

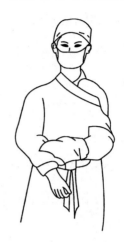

图 2-33　一手在袖口内拉另一衣袖的污染面

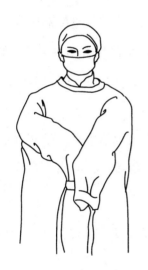

图 2-34　双袖对齐,双臂逐渐退出隔离衣

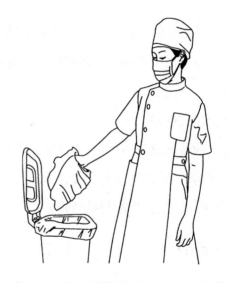

图 2-35　将一次性隔离衣投入医疗垃圾袋中

【注意事项】

(1)隔离衣只能在规定区域内穿脱,穿前检查有无潮湿、破损,长短须能全部遮盖工作服。

(2)隔离衣每日更换,如有潮湿或污染,应立即更换。接触不同病种病人时应更换隔离衣。

(3)穿脱隔离衣过程中避免污染衣领、面部、帽子和清洁面,始终保持衣领清洁。

(4)穿好隔离衣后,双臂保持在腰部以上,视线范围内;不得进入清洁区,避免接触清洁物品。

(5)消毒手时不能沾湿隔离衣,隔离衣也不可触及其他物品。

(6)脱下的隔离衣还需使用时,如挂在半污染区,清洁面向外;挂在污染区则污染面向外。

(四)穿、脱防护服

防护服是临床医务人员在接触甲类或按甲类传染病管理的传染病病人时所穿的一次性防护用品。防护服应具有良好的防水、抗静电和过滤效率,无皮肤刺激性,穿脱方便,结合部严密,袖口、脚踝口应为弹性收口。防护服分连体式和分体式两种。

下列情况应穿防护服:①临床医务人员在接触甲类或按甲类传染病管理的传染病病人时;②接触经空气传播或飞沫传播的传染病病人,可能受到病人血液、体液、分泌物、排泄物喷溅时。

【目的】

保护医务人员和病人,避免感染和交叉感染。

【操作前准备】

1.环境准备

清洁、宽敞。

2. 护士准备

衣帽整洁;修剪指甲、取下手表;卷袖过肘、洗手、戴口罩。

3. 用物准备

防护服一件,消毒手用物。

【操作步骤】

见表2-15。

表2-15　穿、脱隔离衣的操作步骤

步骤	要点与说明
▲穿防护服	
1.取衣　查对防护服	查对防护服是否干燥、完好、大小是否合适,有无穿过;确定内面和外面
2.穿防护服　穿下衣→穿上衣→戴帽子→拉拉链	无论连体式还是分体式都遵循本顺序
3.脱防护服	勿使衣袖触及面部 脱防护服前先洗手
▲脱分体防护服	
(1)拉开拉链	
(2)脱帽子:上提帽子使帽子脱离头部	
(3)脱上衣:先脱袖子,再脱上衣,将污染面向里放入医疗垃圾袋内	
(4)脱下衣:由上向下边脱边卷,污染面向里,脱下后置于医疗垃圾袋内	脱防护服后洗手
▲脱连体防护服	

续　表

步骤	要点与说明
(1)拉开拉链：将拉链拉到底	
(2)脱帽子：上提帽子使帽子脱离头部	
(3)脱衣服：先脱袖子，再由上向下边脱边卷，污染面向里，全部脱下后卷成包裹状，置于医疗垃圾袋内	脱防护服后洗手

【注意事项】

(1)防护服只能在规定区域内穿脱，穿前检查有无潮湿、破损，长短是否合适。

(2)接触多个同类传染病病人时，防护服可连续使用；接触疑似病人时，防护服应每次更换。

(3)防护服如有潮湿、破损或污染，应立即更换。

(五)避污纸的使用

避污纸是备用的清洁纸片，做简单隔离操作时，使用避污纸可保持双手或物品不被污染，以省略消毒程序。取避污纸时，应从页面抓取，不可掀开撕取并注意保持避污纸清洁以防交叉感染。避污纸用后弃于污物桶内，集中焚烧处理。

(六)鞋套、防水围裙的使用

鞋套应具有良好的防水性能，并一次性使用。从潜在污染区进入污染区时和从缓冲间进入负压病室时应穿鞋套。应在规定区域内穿鞋套，离开该区域时应及时脱掉放入医疗垃圾袋内；发现鞋套破损应及时更换。

　　防水围裙主要用于可能受到病人的血液、体液、分泌物及其他污染物质喷溅、进行复用医疗器械的清洗时。分为两种:①重复使用的围裙,每班使用后应及时清洗与消毒;遇有破损或渗透时,应及时更换;②一次性使用的围裙,应一次性使用,受到明显污染时应及时更换。

第三章　病人入院和出院的护理常规

　　门诊或急诊病人经医生诊查、确定需住院治疗时,需要办理入院手续。护士应掌握病人入院护理的一般程序,按照整体护理的要求,对病人进行评估,了解病人的护理需求,并给予有针对性的护理措施,使病人尽快适应环境,遵守医院规章制度,并能密切配合医疗护理活动。

　　通过医务人员的治疗和护理活动,当病人病情好转,逐渐康复,可以出院时,护士应掌握病人出院护理的一般程序,协助病人办理出院手续,同时指导出院病人如何巩固治疗效果,不断提高病人的自护能力,使其恢复并保持健康,提高生活质量。

第一节　病人入院的护理

　　病人入院护理是指病人经门诊或急诊医生诊查后,因病情需要住院做进一步的观察、检查和治疗时,经诊查医生建议并签发住院证后,由护士为病人提供的一系列护理工作。

　　入院护理的目的包括:①协助病人了解和熟悉环境,使病人尽快熟悉和适应医院生活,消除紧张、焦虑等不良情绪;②满足病人的各种合理需求,以调动病人配合治疗、护理的积极性;③做好健康教育,满足病人对疾病知识的需求。

一、入院程序

　　入院程序是指门诊或急诊病人根据医生签发的住院证,自办理入院手续至进入病区的过程。

急诊或门诊医师经初步诊断,确定病人需要住院时,由医师签发住院证,病人或家属持住院证到住院处办理住院手续。

住院处工作人员通知相关病区值班护士根据病人病情做好接纳新病人的准备工作。

住院处护士根据入院病人的病情及身体情况,协助病人进行必要的卫生处置。护士或相关人员携病历在家属的协助下,根据病人病情选用步行护送、轮椅或平车推送护送病人进入病区,与病区值班护士就病人病情、所采取的或需要继续的治疗与护理措施、病人的个人卫生情况及物品进行交接。

二、病人进入病区后的初步护理

病区值班护士接到住院处工作人员通知后,立即根据病人病情需要准备病人床单位。将备用床改为暂空床,备齐病人所需用物;危、重症病人应安置在危重病室,并在床单上加铺橡胶单和中单;急诊手术病人需改铺麻醉床。危、重症病人和急诊手术病人需同时准备抢救用物(包括急救药物和急救设备)。

(一)门诊病人的入院护理

1. 迎接新病人

护士应以热情的态度迎接新病人至指定的病室床位,并妥善安置病人。向病人做自我介绍,说明护士的工作职责及将为病人提供的服务,为病人介绍邻床病友、扶助病人上床休息等。在与病人接触过程中,护士应以自己的行动和语言消除病人的不安情绪,增强病人的安全感和对护士的信任感。

2. 通知负责医生诊查病人

必要时,协助医生为病人进行体检、治疗。

3. 协助病人佩戴腕带标识,进行入院护理评估

为病人测量体温、脉搏、呼吸、血压和体重,必要时测量身高。根据住院病

人首次护理评估单收集病人的健康资料。通过对病人的健康状况进行评估,了解病人的身体情况、心理需要及健康问题,为制定护理计划提供依据。

4. 膳食

通知营养室为病人准备膳食。

5. 填写资料

填写住院病历和有关护理表格填写首次护理评估单和病人入院登记本、诊断卡(一览表卡)(图3-1)、床头(尾)卡(图3-2)等。

诊断卡	
姓名	
性别	年龄
病历号	
入院日期	
诊断	

图 3-1　诊断卡

诊断卡	
姓名	
性别	年龄
病历号	
入院日期	
诊断	

图 3-2　床头(尾)卡

6. 介绍与指导

向病人及家属介绍病区环境、有关规章制度、床单位及相关设备的使用方法,指导常规标本的留取方法、时间及注意事项。

7. 执行医嘱及护理

执行入院医嘱及给予紧急护理措施。

（二）急诊病人的入院护理

1. 通知医生

接到住院处电话通知后，护士应立即通知有关医生做好抢救准备。

2. 准备急救药物和急救设备

如急救车、氧气、吸引器、输液器具等。

3. 安置病人

将病人安置在已经备好床单位的危重病室或抢救室，为病人佩戴腕带标识。

4. 入院护理

评估对于不能正确叙述病情和需求的病人（如语言障碍、听力障碍），意识不清的病人，婴幼儿病人等，需暂留陪送人员，以便询问病人病史。

5. 配合救治

密切观察病人病情变化，积极配合医生进行救治，并做好护理记录。

三、病人床单位的准备

（一）病人床单位的构成

病人床单位是指医疗机构提供给病人使用的家具与设备，它是病人住院时用以休息、睡眠、饮食、排泄、活动与治疗的最基本的生活单位。由于病人大多数时间均在床单位内活动，因此护士必须注意病人床单位的整洁与安全，并安排足够的日常生活活动空间。病人床单位的设备及管理要以病人的舒适、安全和有利于病人康复为前提。病人床单位的构成包括：床、床垫、床褥、枕芯、棉胎或毛毯、大单、被套、枕套、橡胶单和中单（需要时）、床旁桌、床旁椅、过床桌（需要时),另外还包括墙上有照明灯、呼叫装置、供氧和负压吸引管道等设施(图3-3)。

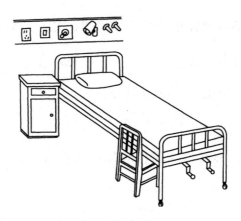

图 3-3　病人床单位构成

1. 床

　　床是病人睡眠和休息的用具,是病室中的主要设备。卧床病人的饮食、排泄、活动、娱乐都在床上,所以病床一定要符合实用、耐用、舒适、安全的原则。普通病床(图3-4)一般为高0.5 m、长2 m、宽0.9 m,床头和床尾可抬高的手摇式床,以方便病人更换卧位;床脚有脚轮,便于移动。临床也可选用多功能病床(图3-5),根据病人的需要,可以改变床位的高低、变换病人的姿势、移动床档等,控制按钮设在病人可触及的范围内,便于清醒病人随时自主调节。

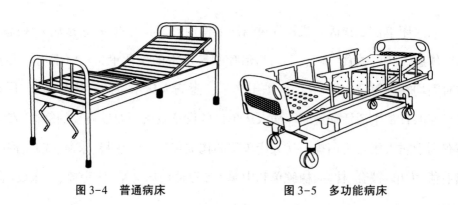

图 3-4　普通病床　　　　　图 3-5　多功能病床

2. 床垫

长、宽与床的规格相当,厚 10 cm。垫芯多选用棕丝、棉花、木棉、马鬃或海绵,包布多选用牢固的布料制作。病人大多数时间卧在床上,床垫宜坚硬,以免承受重力较多的部位凹陷。

3. 床褥

长、宽与床垫的规格相同,铺于床垫上,一般选用棉花作褥芯,吸水性强,并可防床单滑动。

4. 枕芯

长 0.6m,宽 0.4 m,内装木棉、蒲绒、荞麦皮或人造棉等。

5. 棉胎

长 2.3m,宽 1.6 m,胎心多选用棉花,也可选用人造棉等。

6. 大单

长 2.5m,宽 1.8 m,选用棉布制作。

7. 被套

长 2.5 m,宽 1.7 m,选用棉布制作,开口在尾端,有系带。

8. 枕套

长 0.65 m,宽 0.45 m,选用棉布制作。

9. 橡胶单

长 0.85m,宽 0.65 m,两端与棉布缝制在一起,棉布长 0.4 m。

10. 中单

长 1.7 m,宽 0.85 m,选用棉布制作。

11. 床旁桌

放置在病人床头一侧,用于摆放病人日常所需的物品或护理用具等(图3-3)。

12. 床旁椅

病人床单位至少有一把床旁椅,供病人、探视家属或医务人员使用(图3-3)。

13. 过床桌(床上桌)

为可移动的专用过床桌,也可使用床尾挡板,架于床档上。供病人进食、阅读、写字或从事其他活动时使用。

(二)铺床法

床单位要保持整洁,床上用物需定期更换,以满足病人休息的需要。铺床法的基本要求是舒适、平整、紧扎、安全、实用。常用的铺床法有备用床(图3-6)铺床法、暂空床(图3-7)铺床法、麻醉床(3-8)铺床法和卧床病人更换床单法(图3-9)。

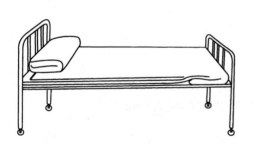

图3-6 备用床

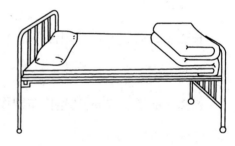

图3-7 暂空床

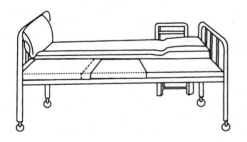

图3-8 麻醉床

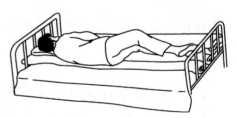

图3-9 卧床病人更换床单法

备用床

【目的】

保持病室整洁,准备接收新病人。

【操作前准备】

1.环境准备

病室内无病人进行治疗或进餐,清洁、通风等。

2.护士准备

衣帽整洁,修剪指甲,洗手,戴口罩。

3.用物准备(以被套法为例)

治疗车、床、床垫、床褥、棉胎或毛毯、枕芯、大单或床褥罩、被套、枕套。

【操作步骤】

见表3-1。

表3-1　备用床的操作步骤

步骤	要点与说明
1.放置用物　将铺床用物按操作顺序放于治疗车上,推至病人床旁。有脚轮的床,固定脚轮闸,必要时调整床的高度,移开床旁椅放于床尾处。自下而上将枕芯、棉胎、床褥摆放于椅面上	治疗车与床尾间距离便于护士走动 避免床移动,方便操作 棉胎或毛毯竖折三折(对侧一折在上),再按"S"形横折三折(床头侧一折在上)叠好 床褥自床头至床尾对折2次,叠好 便于拿取铺床用物,提高工作效率,节省体力

步骤	要点与说明
2. 移开床旁桌　向左侧移开床旁桌,距床20 cm 左右	便于铺床头脚
3. 检查床垫　检查床垫或根据需要翻转床垫	保证安全,避免床垫局部经常受压而凹陷
4. 铺床褥　将床褥齐床头平放于床垫上,将对折处下拉至床尾,铺平床褥	病人躺卧舒适 床褥中线与床面中线对齐
5. 铺床单或床褥罩	
▲大单法	
(1)将大单横、纵中线对齐床面横、纵中线放于床褥上,同时向床头、床尾依次打开	护士取大单后,正确运用人体力学原理,双下肢左右分开,站在床右侧中间,减少来回走动,节时省力
(2)将靠近护士一侧(近侧)大单向近侧下拉散开,将远离护士一侧(对侧)大单向远侧散开	护士双下肢前后分开站立,两膝稍弯,保持身体平衡,使用肘部力量
(3)铺大单床头:护士移至床头将大单散开平铺于床头	铺大单顺序:先床头,后床尾;先近侧,后对侧
(4)铺近侧床头角:右手托起床垫一角,左手伸过床头中线将大	
单折入床垫下,扶持床头角(图 3-10A)	
(5)做角:右手将大单边缘提起使大单侧看呈等边三角形平铺于床面,将位于床头侧方的大单塞于床垫下,再将床面上的大单下拉于床沿(图 3-10B—F)	
(6)移至床尾,同步骤(3)—(5)铺床尾角	

步骤	要点与说明
(7)移至床中间处,两手下拉大单中部边缘,塞于床垫下(图3-10G)	使大单平紧,不易产生皱褶,美观
(8)转至床对侧,同步骤(3)—(7)铺对侧大单	
▲床褥罩法	
(1)将床褥罩横、纵中线对齐床面横、纵中线放于床褥上,依次将床褥罩打开	
(2)同大单法的(4)—(8)的顺序分别将床褥罩套在床褥及床	床褥罩平紧垫上 床褥罩角与床褥、床垫角吻合
6.铺棉被(或毛毯)	
(1)将被套横、纵中线对齐床面横、纵中线放于大单上,向床头侧打开被套,使被套上端距床头15 cm,再向床尾侧打开被套,并拉平	
(2)将近侧被套向近侧床沿下拉散开,将远侧大单向远侧床沿散开	被套中线与床面中线和大单中线对齐
(3)将被套尾部开口端的上层打开至1/3处(图3-11A)	有利于棉胎放入被套
(4)将棉胎放于被套尾端开口处,棉胎底边与被套开口缘平齐(图3-11B)	
(5)套被套:拉棉胎上缘中部至被套被头中部,充实远侧棉胎角于被套顶角处,展开远侧棉胎,平铺于被套内(图3-11C)	棉胎上缘与被套被头上缘吻合、平整、充实 棉胎角与被套顶角吻合、平整、充实
(6)充实近侧棉胎角于被套顶角处,展开近侧棉胎,平铺于被套内	棉胎角与被套顶角吻合、平整、充实

步骤	要点与说明
(7)移至床尾中间处,一手持被套下层底边中点、棉胎底边中点、被套上层底边中点于一点,一手展平一侧棉胎;两手交换,展平另一侧棉胎,拉平盖被	盖被上端距床头 15 cm
(8)系好被套尾端开口处系带	避免棉胎下滑出被套
(9)折被筒:护士移至左侧床头,平齐远侧床沿内折远侧盖被,再平齐近侧床沿内折近侧盖被	被筒内面平整
(10)移至床尾中间处,将盖被两侧平齐两侧床沿内折成被筒状	被筒内面平整
(11)于床两侧分别将盖被尾端反折至齐床尾	床面整齐、美观
7. 套枕套　将枕套套于枕芯外,并横放于床头盖被上	枕芯与枕套角、线吻合,平整、充实 枕套开口端背门,使病室整齐、美观
8. 移回床旁桌、床旁椅	保持病室整齐、美观
9. 推治疗车离开病室	放于指定位置
10. 洗手	

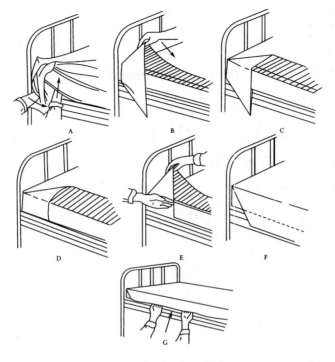

图 3-10　铺床角法

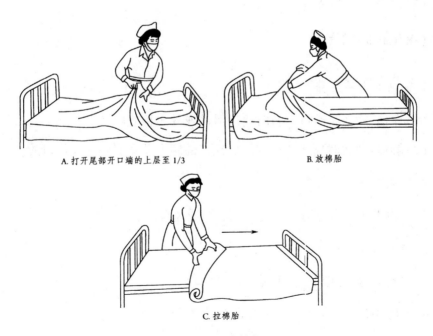

A. 打开尾部开口端的上层至 1/3　　　　　　　B. 放棉胎

C. 拉棉胎

图 3-11　套被套

【注意事项】

(1)符合铺床的实用、耐用、舒适、安全的原则。

(2)床单中缝与床中线对齐,四角平整、紧扎。

(3)被头充实,盖被平整、两边内折对称。

(4)枕头平整、充实,开口背门。

(5)注意节时、省力。

(6)病室及病人床单位环境整洁、美观。

暂空床

【目的】

(1)供新住院病人或暂时离床病人使用。

(2)保持病室整洁。

【操作前准备】

1.评估病人并解释

(1)评估:病人是否可以暂时离床活动或外出检查。

(2)解释:向暂时离床活动或外出检查的病人及家属解释操作目的。

2.环境准备

病室内无病人进行治疗或进餐,清洁、通风等。

3.护士准备

衣帽整洁,修剪指甲,洗手,戴口罩。

4.用物准备

按备用床准备用物,必要时备橡胶单、中单。用物叠放整齐,按顺序放于治疗车上。

【操作步骤】

见表3-2。

表3-2　暂空床的操作步骤

步骤	要点与说明
1. 同备用床步骤 1—6	
2. 在右侧床头,将备用床的盖被上端向内折, 然后扇形三折于床尾,并使之平齐	方便病人上下床活动
3. 同备用床步骤 7—10	

【注意事项】

(1)同备用床注意事项 1—6。

(2)用物准备符合病人病情需要。

(3)病人上、下床方便。

【健康教育】

(1)向病人说明铺暂空床的目的。

(2)指导病人上、下床的方法。

麻醉床

【目的】

(1)便于接收和护理麻醉手术后的病人。

(2)使病人安全、舒适,预防并发症。

(3)避免床上用物被污染,便于更换。

【操作前准备】

1.评估

病人的诊断、病情、手术和麻醉方式、术后需要的抢救或治疗物品等。

2.环境准备

病室内无病人进行治疗或进餐,清洁、通风等。

3.护士准备

衣帽整洁,修剪指甲,洗手,戴口罩。

4.用物准备

(1)床上用物:床垫、床褥、棉胎或毛毯、枕芯、大单、橡胶单2条、中单2条、被套、枕套按顺序放于治疗车上。

(2)麻醉护理盘:①治疗巾内包括开口器、舌钳、通气导管、牙垫、治疗碗、氧气导管或鼻塞管、吸痰导管、棉签、压舌板、平镊、纱布或纸巾;②治疗巾外包括电筒、心电监护仪(血压计、听诊器)、治疗巾、弯盘、胶布、护理记录单、笔。

(3)另备输液架,必要时备好吸痰装置和给氧装置等。

【操作步骤】

见表3-3。

表 3-3　麻醉床的操作步骤

步骤	要点与说明
1.同备用床步骤1—5,铺好近侧大单	

续　表

步骤	要点与说明
2.铺橡胶单和中单	根据病人的麻醉方式和手术部位铺橡胶单和中单 防止呕吐物、分泌物或伤口渗液污染病床
(1)于床中部或床尾部铺一橡胶单或中单,余下部分塞于床垫下	腹部手术铺在床中部;下肢手术铺在床尾 若需要铺在床中部,则橡胶单和中单的上缘应距床头 45~50 cm 中单应盖过橡胶单,避免橡胶单外露,接触病人皮肤
(2)于床头铺另一橡胶单,将中单铺在橡胶单上,余下部分塞于床垫下	橡胶单和中单的上缘应与床头平齐,下缘应压在中部橡胶单和中单上 非全麻手术病人,只需在床中部铺橡胶单和中单
3.转至对侧,铺好大单、橡胶单和中单	中线要齐,各单应铺平、拉紧、防皱褶
4.同备用床步骤 6 套被套	
5.于床尾向上反折盖被底端,齐床尾,系带部分内折整齐	盖被尾端向上反折 25 cm
6.将背门一侧盖被内折,对齐床沿	
7.将近门一侧盖被边缘向上反折,对齐床沿	
8.将盖被三折叠于背门一侧	盖被三折上下对齐,外侧齐床沿,便于病人术后被移至床上
9.同备用床步骤 7 套枕套,横立于床头	枕套开口端背门,使病室整齐、美观
10.移回床旁桌、床旁椅	避免床旁椅妨碍将病人移至病床上
11.将麻醉护理盘放置于床旁桌上,其他物品按需要放置	

步骤	要点与说明
12. 推治疗车离开病室	放于指定位置
13. 洗手	

【注意事项】

(1)同备用床。

(2)保证护理术后病人的用物齐全,使病人能及时得到抢救和护理。

【健康教育】

向陪伴家属说明病人去枕平卧的方法、时间及注意事项。

卧床病人更换床单法

【目的】

(1)保持病人的清洁,使病人感觉舒适。

(2)预防压疮等并发症的发生。

【操作前准备】

1. 评估病人并解释

(1)评估:病人的病情、意识状态、活动能力、配合程度等。

(2)解释:向病人及家属解释更换床单的目的、方法、注意事项及配合要点。

2. 病人准备

了解更换床单的目的、方法、注意事项及配合要点。

3. 环境准备

同病室内无病人进行治疗或进餐等。酌情关闭门窗,按季节调节室内温度。必要时用屏风遮挡病人。

4. 护士准备

衣帽整洁,修剪指甲,洗手,戴口罩。

5. 用物准备

大单、中单、被套、枕套、床刷及床刷套,需要时备清洁衣裤。将准备好的用物叠放整齐并按使用顺序放于护理车上。

【操作步骤】

见表3-4。

表3-4　卧床病人更换床单法的操作步骤

步骤	要点与说明
1. 推护理车至床旁　将放置用物的护理车推至病人床旁	护理车与床尾间距离以便于护士走动为宜 方便拿取物品
2. 放平床头和膝下支架	注意评估病人病情,保证安全 方便操作
3. 移开床旁桌椅　移开床旁椅,放于床尾处;移开床旁桌,距床20 cm左右	方便操作

步骤	要点与说明
4.移病人至对侧　松开床尾盖被,将病人枕头移向对侧,并协助病人移向对侧,病人侧卧、背向护士	病人卧位安全,防止坠床,必要时加床档 避免病人受凉
5.松近侧污单　从床头至床尾将各层床单从床垫下拉出	保持恰当的姿势,注意省力
6.清扫近侧橡胶单和床褥	
(1)上卷中单至床中线处,塞于病人身下	中单污染面向上内卷
(2)清扫橡胶单,将橡胶单搭于病人身上	清扫原则:自床头至床尾;自床中线至床外沿
(3)将大单上卷至中线处,塞于病人身下	大单污染面向上内卷
(4)清扫床褥	
7.铺近侧清洁大单、近侧橡胶单和清洁中单	
(1)同备用床步骤5(1)放置大单	大单中线与床中线对齐
(2)将近侧大单向近侧下拉散开,将对侧大单内折后卷至床中线处,塞于病人身下	
(3)同备用床步骤5(4)—5(7)	
(4)铺平橡胶单,铺清洁中单于橡胶单上,近侧部分下拉至床沿,对侧部分内折后卷至床中线处,塞于病人身下;将近侧橡胶单和中单边缘塞于床垫下	中单清洁面向内翻卷
8.移病人至近侧　协助病人平卧,将病人枕头移向近侧,并协助病人移向近侧,病人侧卧、面向护士,躺卧于已铺好床单的一侧	病人卧位安全,防止坠床,必要时加床档 避免病人受凉

续　表

步骤	要点与说明
9. 松对侧污单　护士转至床对侧,从床头至床尾将各层床单从床垫下依次拉出	保持恰当的姿势,注意省力
10. 清扫对侧橡胶单和床褥	
(1)上卷中单至中线处,取出污中单,放于护理车污衣袋内	
(2)清扫橡胶单,将橡胶单搭于病人身上	清扫原则:自床头至床尾;自床中线至床外沿
(3)将大单自床头内卷至床尾处,取出污大单,放于护理车污衣袋内	
(4)清扫床褥	
11. 铺对侧清洁大单、近侧橡胶单和清洁中单	
(1)同备用床步骤5(8)铺对侧大单	
(2)放平橡胶单,铺清洁中单于橡胶单上,将对侧橡胶单和中单边缘塞于床垫下	
12. 摆体位　协助病人平卧,将病人枕头移向床中间	避免病人受凉
13. 套被套	
(1)同备用床步骤6(1)将被套平铺于盖被上	
(2)自污被套内将棉胎取出,装入清洁被套内	避免棉胎接触病人皮肤 避免病人受凉
(3)撤出污被套	

步骤	要点与说明
(4)将棉胎展平,系好被套尾端开口处系带	盖被头端充实 盖被头端距床头 15 cm 左右 清醒病人可配合抓住被头两角,配合操作
(5)折被筒,床尾余下部分塞于床垫下	嘱病人屈膝配合 使病人躺卧舒适
14. 更换枕套	
15. 铺床后处理	
(1)移回床旁桌、床旁椅	病室整齐、美观
(2)根据天气情况和病人病情,摇起床头和膝下支架,打开门窗	病人躺卧舒适 保持病室空气流通,空气新鲜
(3)推护理车离开病室	放于指定位置
(4)洗手	

【注意事项】

(1)同备用床。

(2)病人感觉舒适、安全。

(3)与病人进行有效沟通,满足病人身心需要。

【健康教育】

(1)告知病人在更换床单过程中,如感觉不适应立刻向护士说明,防止意外发生。

(2)告知病人被服一旦被伤口渗出液、尿液、粪便等污染,应及时通知护士,请求更换。

四、分级护理

分级护理是指根据对病人病情的轻重缓急以及自理能力的评估结果,给予病人不同级别的护理(表3-5),通常分为四个护理级别,即特级护理、一级护理、二级护理及三级护理。

表3-5　分级护理的适用对象及护理要点

护理级别	适用对象	护理要点
特级护理	病情危重,随时可能发生病情变化需要进行抢救的病人;重症监护病人;各种复杂手术或者大手术后病人;使用呼吸机辅助呼吸,并需要严密监护病情的病人;实施:连续性肾脏替代治疗(CRRT),并需要严密监护生命体征的病人;其他有生命危险,并需要严密监护生命体征的病人	1.严密观察病人病情变化,监测生命体征 2.根据医嘱,正确实施治疗、给药措施 3.根据医嘱,准确测量出入量 4.根据病人病情,正确实施基础护理和专科护理,如口腔护理、压疮护理、气道护理及管路护理等,实施安全措施 5.保持病人的舒适和功能体位 6.实施床旁交接班
一级护理	病情趋向稳定的重症病人;手术后或者治疗期间需要严格卧床的病人;生活完全不能自理且病情不稳定的病人;生活部分自理,病情随时可能发生变化的病人	1.每小时巡视病人,观察病人病情变化 2.根据病人病情,测量生命体征 3.根据医嘱,正确实施治疗、给药措施 4.根据病人病情,正确实施基础护理和专科护理,如口腔护理、压疮护理、气道护理及管路护理等,实施安全措施 5.提供护理相关的健康指导

护理级别	适用对象	护理要点
二级护理	病情稳定,仍需卧床的病人;生活部分自理的病人	1. 每 2 小时巡视病人,观察病人病情变化 2. 根据病人病情,测量生命体征 3. 根据医嘱,正确实施治疗、给药措施 4. 提供护理相关的健康指导
三级护理	生活完全自理且病情稳定的病人;生活完全自理且处于康复期的病人	1. 每 3 小时巡视病人,观察病人病情变化 2. 根据病人病情,测量生命体征 3. 根据医嘱,正确实施治疗、给药措施 4. 提供护理相关的健康指导

临床工作中,为了更直观地了解病人的护理级别,及时观察病人病情和生命体征变化,做好基础护理及完成护理常规以满足病人身心需要,通常需要在护理站病人一览表上的诊断卡和病人床头(尾)卡上,采用不同颜色的标志来表示病人的护理级别。特级和一级护理采用红色标志,二级护理采用黄色标志,三级护理采用绿色标志。

第二节　病人的卧位

卧位即病人休息和适应医疗护理需要时所采取的卧床姿势。临床上常根据病人的病情与治疗需要为之调整相应的卧位。正确的卧位对增进病人舒适、治疗疾病、减轻症状、预防并发症及进行各种检查等均能起到良好的作用。护士在临床护理工作中应熟悉各种卧位的要求及方法,协助或指导病人取正确、舒适和安全的卧位。

一、舒适卧位的基本要求

舒适卧位是指病人卧床时,身体各部位与其四周环境处于合适的位置,感到轻松自在。为了协助或指导病人卧于正确而舒适的位置,护士必须了解舒适卧位的基本要求,并能按照病人的实际需要使用合适的支持物或保护性设施。

(一)卧床姿势

应尽量符合人体力学的要求,使体重平均分布于身体的负重部位,关节维持于正常的功能位置,体内脏器在体腔内拥有最大的空间。

(二)体位变换

应经常变换体位,至少每 2 小时变换一次。

(三)身体活动

病人身体各部位每天均应活动,改变卧位时做关节活动范围练习。但应除外禁忌证,如骨折急性期、关节扭伤等情况。

(四)受压部位

应加强皮肤护理,预防压疮的发生。

(五)保护隐私

当病人卧床或护士对其进行各项护理操作时,均应注意保护病人隐私,根据需要适当地遮盖病人身体,促进病人身心舒适。

二、卧位的分类

根据卧位的平衡性,可将卧位分为稳定性卧位(图 3-12)和不稳定性卧位(图 3-13)。卧位的平衡性与人体的重量、支撑面成正比,而与重心高度成反比。在稳定性卧位状态下,病人感到舒适和轻松;反之,在不稳定性卧位状态下,大量肌群处于紧张状态,容易疲劳,病人感到不舒适。根据卧位的自主性,可将卧位分为主动卧位、被动卧位和被迫卧位三种。

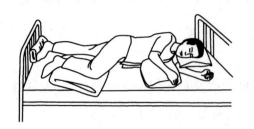
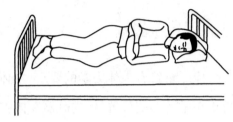

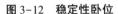

图 3-12　稳定性卧位　　　　　　图 3-13　不稳定性卧位

（一）主动卧位

即病人身体活动自如,能根据自己的意愿和习惯随意改变体位,称主动卧位。见于轻症病人,术前及恢复期病人。

（二）被动卧位

即病人自身无力变换卧位,躺卧于他人安置的卧位,称被动卧位。常见于极度衰弱、昏迷、瘫痪的病人。

（三）被迫卧位

即病人意识清晰,也有变换卧位的能力,但由于疾病的影响或治疗的需要,被迫采取的卧位,称被迫卧位。如支气管哮喘急性发作的病人由于呼吸极度困难而被迫采取端坐位。

根据卧位时身体的姿势,可分为仰卧位、侧卧位、半坐卧位等。下面介绍的常用卧位主要依据此种分类。

三、常用卧位

(一)仰卧位

也称平卧位,是一种自然的休息姿势。病人仰卧,头下置一枕,两臂放于身体两侧,两腿自然放置。根据病情或检查、治疗的需要又可分为以下三种类型:

1. 去枕仰卧位

(1)姿势:去枕仰卧,头偏向一侧,两臂放于身体两侧,两腿伸直,自然放平,将枕横立于床头(图3-14)。

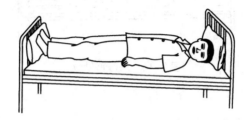

图3-14　去枕仰卧位

(2)适用范围:①昏迷或全身麻醉未清醒的病人。可避免呕吐物误入气管而引起窒息或肺部并发症;②椎管内麻醉或脊髓腔穿刺后的病人。可预防颅内压降低而引起的头痛。

2. 中凹卧位(休克卧位)

(1)姿势:用垫枕抬高病人的头胸部约10°~20°,抬高下肢约20°~30°(图3-15)。

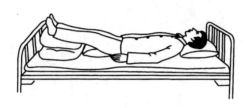

图3-15　中凹卧位

(2)适用范围:休克病人。因抬高头胸部,有利于保持气道通畅,改善通气功能,从而改善缺氧症状;抬高下肢,有利于静脉血回流,增加心输出量而使休克症状得到缓解。

3.屈膝仰卧位

(1)姿势:病人仰卧,头下垫枕,两臂放于身体两侧,两膝屈起,并稍向外分开(图3-16)。检查或操作时注意保暖及保护病人隐私。

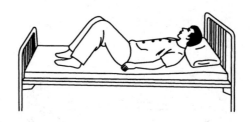

图3-16　屈膝仰卧位

(2)适用范围:胸腹部检查或行导尿术、会阴冲洗等。该卧位可使腹部肌肉放松,便于检查或暴露操作部位。

(二)侧卧位

1.姿势

病人侧卧,臀部稍后移,两臂屈肘,一手放在枕旁,一手放在胸前,下腿稍伸直,上腿弯曲。必要时在两膝之间、胸腹部、后背部放置软枕,以扩大支撑面,增加稳定性,使病人感到舒适与安全(图3-17)。

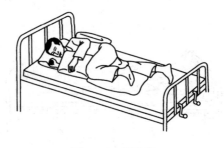

图3-17　侧卧位

2. 适用范围

(1)灌肠,肛门检查,配合胃镜、肠镜检查等。

(2)预防压疮。侧卧位与平卧位交替,便于护理局部受压部位,可避免局部组织长期受压。

(3)臀部肌内注射时,下腿弯曲,上腿伸直,可使注射部位肌肉放松。

(4)单侧肺部病变者,可视病情采取患侧卧位或健侧卧位。

(三)半坐卧位

1. 姿势

(1)摇床法:病人仰卧,先摇起床头支架使上半身抬高,与床呈 30°～50°,再摇起膝下支架,以防病人下滑。必要时,床尾可置一软枕,垫于病人的足底,增进病人舒适感,防止足底触及床尾栏杆。放平时,先摇平膝下支架,再摇平床头支架(图 3-18)。

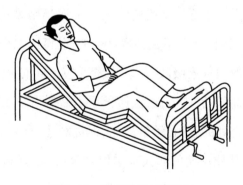

图 3-18　半坐卧位(摇床法)

(2)靠背架法:如无摇床,可将病人上半身抬高,在床头垫褥下放一靠背架;病人下肢屈膝,用大单包裹膝枕垫于膝下,大单两端固定于床沿,以防病人下滑;床尾足底垫软枕。放平时,先放平下肢,再放平床头(图 3-19)。

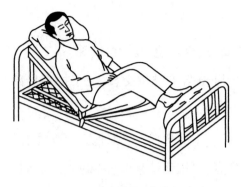

图 3-19　半坐卧位(靠背架法)

2.适用范围

(1)某些面部及颈部手术后病人。采取半坐卧位可减少局部出血。

(2)胸腔疾病、胸部创伤或心肺疾病引起呼吸困难的病人。此卧位借助重力作用使膈肌下降,胸腔容积增大,减轻腹腔内脏器对心肺的压力,肺活量增加,部分血液滞留于下肢和盆腔脏器内,回心血量减少,从而减轻肺淤血和心脏负担,有利于气体交换,使呼吸困难的症状得到改善;同时,有利于脓液、血液及渗出液的引流。

(3)腹腔、盆腔手术后或有炎症的病人。采取半坐卧位,可使腹腔渗出液流入盆腔,促使感染局限,便于引流。因为盆腔腹膜抗感染性较强,而吸收较弱,故可防止炎症扩散和毒素吸收,减轻中毒反应。同时采取半坐卧位还可防止感染向上蔓延引起膈下脓肿。此外,腹部手术后病人采取半坐卧位可松弛腹肌,减轻腹部切口缝合处的张力,缓解疼痛,促进舒适,有利于切口愈合。

(4)疾病恢复期体质虚弱的病人。采取半坐卧位,有利于病人向站立位过渡,使其逐渐适应体位改变。

(四)端坐位

1.姿势

扶病人坐起,摇起床头或抬高床头支架。病人身体稍向前倾,床上放一跨床小桌,桌上放软枕,病人可伏桌休息。必要时加床档,以保证病人安全(图3-20)。

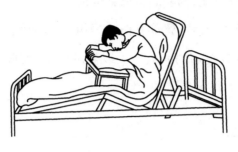

图 3-20　端坐位

2. 适用范围

左心衰竭、心包积液、支气管哮喘发作的病人。由于极度呼吸困难,病人被迫日夜端坐。

(五)俯卧位

1. 姿势

病人俯卧,两臂屈肘放于头的两侧,两腿伸直;胸下、髋部及踝部各放一软枕,头偏向一侧(图3-21)。

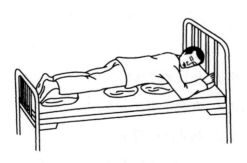

图 3-21　俯卧位

2.适用范围

(1)腰、背部检查或配合胰、胆管造影检查时。

(2)脊椎手术后或腰、背、臀部有伤口,不能平卧或侧卧的病人。

(3)胃肠胀气所致腹痛的病人。采取俯卧位,可使腹腔容积增大,缓解胃肠胀气所致的腹痛。

(六)头低足高位

1.姿势

病人仰卧,头偏向一侧,枕横立于床头,以防碰伤头部。床尾用支托物垫高15~30 cm(图3-22)。此卧位易使病人感到不适,不可长时间使用,颅内高压者禁用。

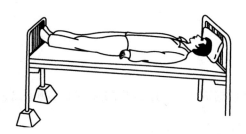

图3-22 头低足高位

2.适用范围

(1)肺部分泌物引流,使痰易于咳出。

(2)十二指肠引流术,有利于胆汁引流。

(3)妊娠时胎膜早破,防止脐带脱垂。

(4)跟骨或胫骨结节牵引时,利用人体重力作为反牵引力,防止下滑。

（七）头高足低位

1. 姿势

病人仰卧，床头用支托物垫高 15~30 cm 或根据病情而定，床尾横立一枕，以防足部触及床尾栏杆。若为电动床可调节整个床面向床尾倾斜（图 3-23）。

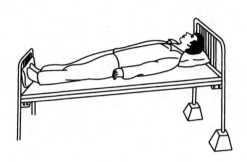

图 3-23　头高足低位

2. 适用范围

（1）颈椎骨折病人做颅骨牵引时，用作反牵引力。

（2）降低颅内压，预防脑水肿。

（3）颅脑术后病人。

（八）膝胸卧位

1. 姿势

病人跪卧，两小腿平放于床上，稍分开；大腿和床面垂直，胸贴床面，腹部悬空，臀部抬起，头转向一侧，两臂屈肘，放于头的两侧（图 3-24）。若孕妇取此卧位矫正胎位时，应注意保暖，每次不应超过 15 分钟。

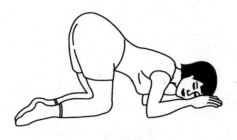

图 3-24　膝胸卧位

2.适用范围

(1)肛门、直肠、乙状结肠镜检查或治疗。

(2)矫正胎位不正或子宫后倾。

(3)促进产后子宫复原。

(九)截石位

1.姿势

病人仰卧于检查台上,两腿分开,放于支腿架上,支腿架上放软垫,臀部齐台边,两手放在身体两侧或胸前(图 3-25)。采用此卧位时,应注意遮挡和保暖。

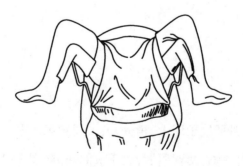

图 3-25　截石位

2.适用范围

(1)会阴、肛门部位的检查、治疗或手术,如膀胱镜、妇产科检查、阴道灌洗等。

（2）产妇分娩。

四、变换卧位法

因疾病或治疗的限制,病人若需长期卧床,容易出现精神萎靡、消化不良、便秘、肌肉萎缩等症状;由于局部组织持续受压,血液循环障碍,易发生压疮;呼吸道分泌物不易咳出,易发生坠积性肺炎。因此,护士应定时为病人变换体位,以保持舒适和安全以及预防并发症的发生。

（一）协助病人移向床头

【目的】

协助滑向床尾而不能自行移动的病人移向床头,恢复舒适而安全的卧位。

【操作前准备】

1. 评估病人并解释

（1）评估:病人的年龄、体重、病情、治疗情况,心理状态及合作程度。

（2）解释:向病人及家属解释移向床头的目的、方法及配合要点,获得病人同意。

2. 病人准备

（1）了解移向床头的目的、过程及配合要点。

（2）情绪稳定,愿意合作。

3. 环境准备

整洁、安静,温度适宜,光线充足。

4. 护士准备

衣帽整洁, 洗手, 视病人情况决定护士人数。

5. 用物准备

根据病情准备好枕头等物品。

【操作步骤】

见表 3-6。

表 3-6　变换卧位法的操作步骤

步骤	要点与说明
1. 核对　床号、姓名、腕带	确认病人, 避免差错
2. 固定　床脚轮	
3. 安置　将各种导管及输液装置安置妥当, 必要时将盖被折叠至床尾或一侧	避免导管脱落 视病人病情放平床头支架或靠背架, 避免撞伤病人, 枕横立于床头
4. 移动病人	
▲一人协助病人移向床头法(图 3-26)	适用于半自理的病人
(1)病人仰卧屈膝, 双手握住床头栏杆, 双脚蹬床面	减少病人与床之间的摩擦力, 避免组织受伤
(2)护士一手稳住病人双脚, 另一手在臀部提供助力, 使其移向床头	
▲二人协助病人移向床头法	适用于不能自理或体重较重的病人
(1)病人仰卧屈膝	

步骤	要点与说明
(2)护士两人分别站于床的两侧,交叉托住病人颈肩部和臀部,或一人托住颈、肩部及腰部,另一人托住臀部及腘窝部,两人同时抬起病人移向床头	不可拖拉,以免擦伤皮肤 病人的头部应予以支持
5.舒适安全　放回枕头,视病情需要摇起床头或支起靠背架,协助病人取舒适卧位,整理床单位	

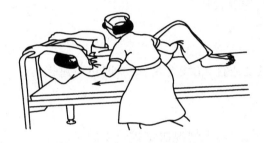

图 3-26　一人协助移向床头法

(二)协助病人翻身侧卧法和轴线翻身法

【目的】

(1)协助不能起床的病人更换卧位,使其感觉舒适。

(2)满足检查、治疗和护理的需要,如背部皮肤护理、更换床单或整理床单位等。

(3)预防并发症,如压疮、坠积性肺炎等。

【操作前准备】

1.评估病人并解释

(1)评估:病人的年龄、体重、病情、治疗情况,心理状态等全身情况及合作程度,确定翻身方法和所需用物。

(2)解释:向病人及家属解释翻身侧卧的目的、过程、方法及配合要点。

2.病人准备

(1)了解翻身侧卧的目的、过程及配合要点。

(2)情绪稳定,愿意合作。

3.环境准备

整洁、安静,温度适宜,光线充足,必要时进行遮挡。

4.护士准备

衣帽整洁,洗手,视病人情况决定护士人数。

5.用物准备

视病情准备好枕头、床档。

【操作步骤】

见表3-7、表3-8。

表 3-7　协助病人翻身侧卧法的操作步骤

步骤	要点与说明
1.核对　床号、姓名、腕带	确认病人,避免差错
2.固定　床脚轮	

步骤	要点与说明
3.安置 将各种导管及输液装置安置妥当,必要时将盖被折叠至床尾或一侧	防止翻身时引起导管连接处脱落或扭曲受压
4.协助卧位 协助病人仰卧,两手放于腹部,两腿屈曲	
5.翻身	
▲一人协助病人翻身侧卧法(图3-27)	适用于体重较轻的病人
(1)先将病人双下肢移向靠近护士侧的床沿,再将病人肩、腰、臀部向护士侧移动	不可拖拉,以免擦破皮肤;注意应用节力原则
(2)手托肩,一手托膝部,轻轻将病人推向对侧,使其背向护士	必要时拉起床栏,防止坠床
▲两人协助病人翻身侧卧法(图3-28)	适用于体重较重或病情较重的病人
(1)两名护士站在床的同一侧,一人托住病人颈肩部和腰部,另一人托住臀部和腘窝部,同时将病人抬起移向近侧	病人的头部应予以托持 两人动作应协调平稳
(2)两人分别托扶病人的肩、腰部和臀、膝部,轻推,使病人转向对侧	
6.舒适安全 按侧卧位的要求,在病人背部、胸前及两膝间放置软枕,使病人安全舒适;必要时使用床档	扩大支撑面,确保病人卧位稳定、安全
7.检查安置 检查并安置病人肢体各关节处于功能位置;各种管道保持通畅	促进舒适,预防关节挛缩

续　表

步骤	要点与说明
8.记录交班　观察背部皮肤并进行护理,记录翻身时间及皮肤状况,做好交接班	

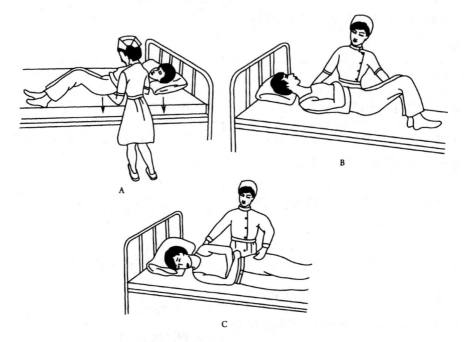

图 3-27　一人协助翻身侧卧法

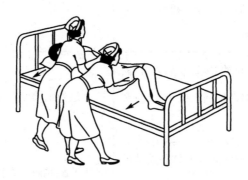

图 3-28　二人协助翻身侧卧法

表 3-8　轴线翻身法的操作步骤

步骤	要点与说明
1. 同协助病人翻身侧卧法操作步骤 1—4	
2. 取卧位　病人取仰卧位	
3. 翻身	
▲二人协助病人轴线翻身法	适用于脊椎受损或脊椎手术后病人改变卧位
(1)移动病人:两名护士站在病床同侧,小心地将大单置于病人身下,分别抓紧靠近病人肩、腰背、髋部、大腿等处的大单,将病人拉至近侧,拉起床档	
(2)安置体位:护士绕至对侧,将病人近侧手臂置在头侧,远侧手臂置于胸前,两膝间放一软枕	翻转时勿让病人身体屈曲,以免脊柱错位
(3)协助侧卧:护士双脚前后分开,两人双手分别抓紧病人肩、腰背、髋部、大腿等处的远侧大单,由其中一名护士发口令,两人动作一致地将病人整个身体以圆滚轴式翻转至侧卧	
▲三人协助病人轴线翻身法	适用于颈椎损伤的病人
(1)移动病人:由三名护士完成 第一名护士固定病人头部,纵轴向上略加牵引,使头、颈部随躯干一起慢慢移动 第二名护士双手分别置于病人肩、背部 第三名护士双手分别置于病人腰部、臀部,使病人头、颈、腰、髋保持在同一水平线上,移至近侧	
(2)转向侧卧:翻转至侧卧位,翻转角度不超过 60°	保持病人脊椎平直

步骤	要点与说明
4.放置软枕　将软枕放于病人背部支撑身体,另一软枕置于两膝间	保持双膝处于功能位置
5.检查安置　检查病人肢体各关节保持功能位;各种管道保持通畅	
6.记录交班　观察背部皮肤并进行护理,记录翻身时间及皮肤状况,做好交接班	

【注意事项】

(1)护士应注意节力原则。翻身时,让病人尽量靠近护士,使重力线通过支撑面来保持平衡,缩短重力臂而省力。

(2)移动病人时动作应轻稳,协调一致,不可拖拉,以免擦伤皮肤。应将病人身体稍抬起再行翻身。轴线翻身法翻转时,要维持躯干的正常生理弯曲,避免翻身时脊柱错位而损伤脊髓。翻身后,需用软枕垫好肢体,以维持舒适而安全的体位。

(3)翻身时应注意为病人保暖并防止坠床。

(4)根据病人病情及皮肤受压情况,确定翻身间隔的时间。如发现皮肤发红或破损应及时处理,酌情增加翻身次数,同时记录于翻身卡上,并做好交接班。

(5)若病人身上有各种导管或输液装置时,应先将导管安置妥当,翻身后仔细检查导管是否有脱落、移位、扭曲、受压,以保持导管通畅。

(6)为手术病人翻身前应先检查伤口敷料是否潮湿或脱落,如已脱落或被分泌物浸湿,应先更换敷料并固定妥当后再行翻身,翻身后注意伤口不可受压;颈椎或颅骨牵引者,翻身时不可放松牵引,并使头、颈、躯干保持在同一水平位翻动;翻身后注意牵引方向、位置以及牵引力是否正确;颅脑手术者,头部转动过剧可引起脑疝,导致病人突然死亡,故应卧于健侧或平卧;石膏固定者,应注意翻身后患处位置及局部肢体的血运情况,防止受压。

【健康教育】

(1)向病人及家属说明正确更换卧位对预防并发症的重要性。

(2)更换卧位前根据其目的的不同向病人及家属介绍更换卧位的方法及注意事项。

(3)教会病人及家属更换卧位或配合更换的正确方法,确保病人的安全。

第三节　运送病人法

在病人入院、接受检查或治疗、出院时,凡不能自行移动的病人均需护士根据病人病情选用不同的运送工具,如轮椅、平车或担架等运送病人。在转移和运送病人过程中,护士应将人体力学原理正确地运用于操作中,以避免发生损伤,减轻双方疲劳及病人痛苦,提高工作效率,并保证病人安全与舒适。

一、轮椅运送法

【目的】

(1)护送不能行走但能坐起的病人入院、出院、检查、治疗或室外活动。

(2)帮助病人下床活动,促进血液循环和体力恢复。

【操作前准备】

1.评估病人并解释

(1)评估:病人的体重、意识状态、病情、躯体活动能力、损伤部位及理解合作程度。

(2)解释:向病人及家属解释轮椅运送的目的、方法及注意事项。

2.病人准备

了解轮椅运送的目的、方法及注意事项,能主动配合。

3.环境准备

移开障碍物,保证环境宽敞。

4.护士准备

衣帽整洁,修剪指甲,洗手,戴口罩。

5.用物准备

轮椅(各部件性能良好),毛毯(根据季节酌情准备),别针,软枕(根据病人需要)。

【操作步骤】

见表3-9。

表3-9　轮椅运送法的操作步骤

步骤	要点与说明
1.检查与核对　检查轮椅性能,将轮椅推至病人床旁,核对病人姓名、床号、腕带	检查轮椅的车轮、椅座、椅背、脚踏板、制动闸等各部件性能,保证安全;确认病人,避免差错
2.放置轮椅　使椅背与床尾平齐,椅面朝向床头,扳制动闸使轮椅止动,翻起脚踏板	缩短距离,便于病人坐入轮椅 防止轮椅滑动
3.病人上轮椅前的准备(图3-29)	毛毯平铺于轮椅,上端高过病人颈部 15 cm左右
(1)撤掉盖被,扶病人坐起	询问、观察病人有无眩晕和不适
(2)协助病人穿衣、裤、袜子	寒冷季节注意病人保暖

步骤	要点与说明
(3)嘱病人以手掌撑在床面上,双足垂床沿,维持坐姿	方便病人下床
(4)协助病人穿好鞋子	
4.协助病人上轮椅	
(1)嘱病人将双手置于护士肩上,护士双手环抱病人腰部,协助病人下床	注意观察病人病情变化
(2)协助病人转身,嘱病人用手扶住轮椅把手,坐于轮椅中	嘱病人抓紧轮椅扶手
(3)翻下脚踏板,协助病人将双足置于脚踏板上	若用毛毯,则将上端围在病人颈部,用别针固定;两侧围裹病人双臂,用别针固定;再用余下部分围裹病人上身、下肢和双足(图3-29),避免病人受凉
(4)整理床单位,铺暂空床	
(5)观察病人,确定无不适后,放松制动闸,推病人至目的地	推行中注意病人病情变化 过门槛时,跷起前轮,避免过大震动 下坡时,嘱病人抓紧扶手,保证病人安全
5.协助病人下轮椅	
(1)将轮椅推至床尾,使椅背与床尾平齐,病人面向床头	
(2)扳制动闸使轮椅止动,翻起脚踏板	
(3)解除病人身上固定毛毯用别针	防止病人摔倒
(4)协助病人站起、转身、坐于床沿	
(5)协助病人脱去鞋子及保暖外衣,躺卧舒适,盖好盖被	

步骤	要点与说明
(6)整理床单位	观察病人病情
6.推轮椅至原处放置	便于其他病人使用

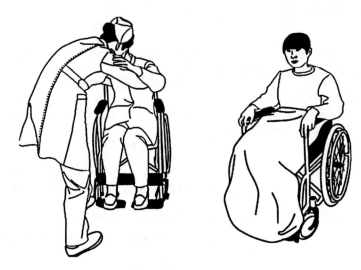

图 3-29　轮椅接送病人

【注意事项】

(1)保证病人安全、舒适。

(2)根据室外温度适当地增加衣服、盖被(或毛毯),以免病人受凉。

【健康教育】

(1)解释搬运的过程、配合方法及注意事项。

(2)告知病人在搬运过程中,如感不适立刻向护士说明,防止意外发生。

二、平车运送法

【目的】

运送不能起床的病人入院,做各种特殊检查、治疗、手术或转运。

【操作前准备】

1. 评估病人并解释

(1)评估:病人的体重、意识状态、病情、躯体活动能力、损伤部位及理解合作程度。

(2)解释:向病人及家属解释搬运的步骤及配合方法。

2. 病人准备

了解搬运的步骤及配合方法。

3. 环境准备

环境宽敞,便于操作。

4. 护士准备

衣帽整洁,修剪指甲,洗手,戴口罩。

5. 用物准备

平车(各部件性能良好,车上置以被单和橡胶单包好的垫子和枕头),带套的毛毯或棉被。如为骨折病人,应有木板垫于平车上,并将骨折部位固定稳妥;如为颈椎、腰椎骨折病人或病情较重的病人,应备有帆布中单或布中单。

【操作步骤】

见表3-10。

表 3-10　平车运送法的操作步骤

步骤	要点与说明
1. 检查与核对　核查平车性能,将平车推至病人床旁,核对病人床号、姓名、腕带	检查平车的车轮、车面、制动闸等各部件性能,保证安全;确认病人,避免差错
2. 安置好病人身上的导管等	避免导管脱落、受压或液体逆流
3. 搬运病人	根据病人病情及体重,确定搬运方法
▲挪动法	适用于能在床上配合的病人
(1)推平车至病人床旁,移开床旁桌、床旁椅,松开盖被	
(2)将平车推至床旁与床平行,大轮靠近床头,扳制动闸使平车止动	平车贴近床沿便于搬运 防止平车滑动,保证安全
(3)协助病人将上身、臀部、下肢依次向平车移动(图 3-30)	病人头部枕于大轮端 协助病人离开平车回床时,应协助病人先移动下肢,再移动上肢
(4)协助病人在平车上躺好,用被单或包被包裹病人,先足部,再两侧,头部盖被折成45°角	病人保暖、舒适 包裹整齐、美观
▲一人搬运法	适用于上肢活动自如,体重较轻的病人
(1)推平车至病人床旁,大轮端靠近床尾,使平车与床成钝角,扳制动闸使平车止动	缩短搬运距离,省力 防止平车滑动,保证安全
(2)松开盖被,协助病人穿好衣服	
(3)搬运者一臂自病人近侧腋下伸入至对侧肩部,另一臂伸入病人臀下;病人双臂过搬运者肩部,双手交叉于搬运者颈后;搬运者抱起病人(图 3-31),稳步移动将病人放于平车中央,盖好盖被	搬运者双下肢前后分开站立,扩大支撑面;略屈膝屈髋,降低重心,便于转身

续　表

步骤	要点与说明
▲二人搬运法	适用于不能活动,体重较重的病人
(1)同一人搬运法步骤(1)—(2)	缩短搬运距离,省力
(2)站位:搬运者甲、乙二人站在病人同侧床旁,协助病人将上肢交叉于胸前	
(3)分工:搬运者甲一手伸至病人头、颈、肩下方,另一手伸至病人腰部下方;搬运者乙一手伸至病人臀部下方,另一只手伸至病人膝部下方,两人同时抬起病人至近侧床沿,再同时抬起病人稳步向平车处移动(图 3-32),将病人放于平车中央,盖好盖被	搬运者甲应使病人头部处于较高位置,减轻不适 抬起病人时,应尽量使病人靠近搬运者身体,省力
▲三人搬运法	适用于不能活动,体重超重的病人
(1)同一人搬运法步骤(1)—(2)	
(2)站位:搬运者甲、乙、丙三人站在病人同侧床旁,协助病人将上肢交叉于胸前	
(3)分工:搬运者甲双手托住病人头、颈、肩及胸部;搬运者乙双手托住病人背、腰、臀部;搬运者丙双手托住病人膝部及双足,三人同时抬起病人至近侧床沿,再同时抬起病人稳步向平车处移动(图 3-33),将病人放于平车中央,盖好盖被	搬运者甲应使病人头部处于较高位置,减轻不适 三人同时抬起病人,应保持平稳移动,减少意外伤害
▲四人搬运法	适用于颈椎、腰椎骨折和病情较重的病人
(1)同挪动法步骤(1)—(2)	搬运骨折病人,平车上应放置木板,固定好骨折部位

步骤	要点与说明
(2)站位:搬运者甲、乙分别站于床头和床尾;搬运者丙、丁分别站于病床和平车的一侧	
(3)将帆布兜或中单放于病人腰、臀部下方	帆布兜或中单能承受病人的体重
(4)分工:搬运者甲抬起病人的头、颈、肩;搬运者乙抬起病人的双足;搬运者丙、丁分别抓住帆布兜或者中单四角,四人同时抬起病人向平车处移动(图3-34),将病人放于平车中央,盖好盖被	搬运者应协调一致,搬运者甲应随时观察病人的病情变化 病人平卧于平车中央,避免碰撞
4.铺暂空床　整理床单位,将床铺改为暂空床	保持病室整齐、美观
5.运送病人　松开平车制动闸,推病人至目的地	推送病人时,护士应位于病人头部,随时注意病人病情变化 推行中,平车小轮端在前,转弯灵活;速度不可过快;上下坡时,病人头部应位于高处,减轻病人不适,并嘱病人抓紧扶手,保证病人安全 进出门时,避免碰撞房门 保持输液管道、引流管通畅 颅脑损伤、颌面部外伤以及昏迷病人,应将头偏向一侧;搬运颈椎损伤的病人时,头部应保持中立位

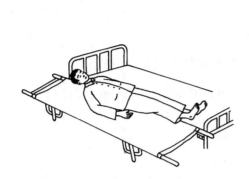

图 3-30　病人仰卧挪动上平车法

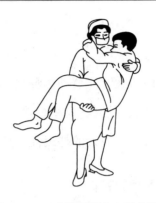

图 3-31　一人搬运病人上平车法

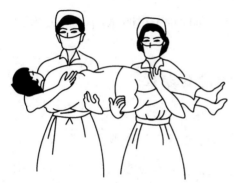

图 3-32　二人搬运病人上平车法

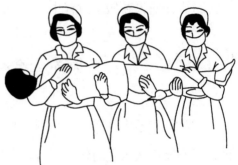

图 3-33　三人搬运病人上平车法

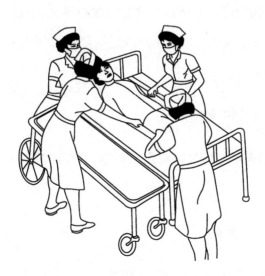

图 3-34　四人搬运病人上平车法

【注意事项】

(1)搬运时注意动作轻稳、准确,确保病人安全、舒适。

(2)搬运过程中,注意观察病人的病情变化,避免引起并发症。

(3)保证病人的持续性治疗不受影响。

【健康教育】

(1)向病人及家属解释搬运的过程、配合方法及注意事项。

(2)告知病人在搬运过程中,如感不适立刻向护士说明,防止意外发生。

第四节　病人出院的护理

病人经过住院期间的治疗和护理,病情好转、稳定、痊愈需出院或需转院(科),或不愿接受医生的建议而自动离院时,护士均应对其进行一系列的出院护理工作。

出院护理的目的包括:①对病人进行出院指导,协助其尽快适应原工作和生活,并能遵照医嘱继续按时接受治疗或定期复诊;②指导病人办理出院手续;③清洁、整理床单位。

一、病人出院前的护理

当医生根据病人康复情况决定出院日期,开写出院医嘱后,护士应做好下列工作:

(一)通知病人和家属

护士根据医生开具的出院医嘱,将出院日期通知病人及家属,并协助病人做好出院准备。

(二)进行健康教育

护士根据病人的康复情况,进行适时、恰当的健康教育,告知病人出院后在休息、饮食、用药、功能锻炼和定期复查等方面的注意事项。必要时可为病人或家属提供有关书面资料,便于病人或家属掌握有关的护理知识、技能和护理要求。

(三)注意病人的情绪变化

护士应特别注意病情无明显好转、转院、自动离院的病人并做好相应的护理。如进行有针对性的安慰与鼓励,增进病人康复信心,以减轻病人因离开医院所产生的恐惧与焦虑。自动出院的病人应在出院医嘱上注明"自动出院",并要求病人或家属签名认可。

(四)征求意见

征求病人及家属对医院医疗、护理等各项工作的意见,以便不断提高医疗护理质量。

二、病人出院当日的护理

护士在病人出院当日应根据出院医嘱停止相关治疗并处理各种医疗护理文件,协助病人或家属办理出院相关手续,整理病室及床单位。

(一)医疗护理文件的处理

(1)执行出院医嘱。

①停止一切医嘱。

②撤去"病人一览表"上的诊断卡及床头(尾)卡。

③填写出院病人登记本。

④按医嘱处方到药房领取药物,交病人或家属带回。

⑤在体温单相应出院日期和时间栏内填写出院时间。

(2)填写病人出院护理记录单。

(3)按要求整理病历,交病案室保存。

(二)病人的护理

(1)协助病人解除腕带标识。

(2)协助病人整理用物归还寄存的物品,收回病人住院期间所借物品,并消毒处理。

(3)协助病人或家属办完出院手续,进行健康教育。

(三)病室及床单位的处理

(1)病室开窗通风。

(2)出院病人床单位处理护士应在病人离开病室后整理床单位,避免在病人未离开病室时撤去被服,从而给病人带来心理上的不舒适感。

①撤去病床上的污被服,放入污衣袋中。根据出院病人疾病种类决定清洗、消毒方法。

②用消毒液擦拭床旁桌、床旁椅及床。

③非一次性使用的痰杯、脸盆,需用消毒液浸泡。

④床垫、床褥、棉胎、枕芯等用紫外线灯照射消毒或使用臭氧机消毒,也可置于日光下暴晒。

⑤传染性疾病病人离院后,需按传染病终末消毒法进行处理。

(3)铺好备用床,准备迎接新病人。

第五节　人体力学在护理工作中的应用

人体力学是利用力学原理研究维持和掌握身体的平衡,以及人体由一种姿势转换为另一种姿势时身体如何有效协调的一门学科。正确的姿势有利于维持人体正常的生理功能,并且只需消耗较少的能量,就能发挥较大的工作效能。不正确的姿势易使人体肌肉产生紧张和疲劳,影响人体健康。

护士在执行各项护理操作时,正确运用人体力学原理,维持良好的姿势,可减轻自身肌肉紧张及疲劳,提高工作效率。同时,运用人体力学原理协助病人维持正确的姿势和体位,避免肌肉过度紧张,可增进病人的舒适感,促进康复。

一、常用的力学原理

(一)杠杆作用

杠杆是利用直杆或曲杆在外力作用下能绕杆上一固定点转动的一种简单机械。杠杆的受力点称力点,固定点称支点,克服阻力(如重力)的点称阻力点(重点)。支点到动力作用线的垂直距离称动力臂(力臂),支点到阻力作用线的垂直距离称阻力臂(重臂)。当力臂大于重臂时,可以省力;力臂小于重臂时就费力;而支点在力点和阻力点之间时,可以改变用力方向。人体的活动主要与杠杆作用有关。在运动时,骨骼好比杠杆,关节是运动的支点,骨骼肌是运动的动力。它们在神经系统的调节和各系统的配合下,对身体起着保护、支持和运动的作用。根据杠杆上的力点、支点和阻力点的相互位置不同,杠杆可分为三类:平衡杠杆、省力杠杆和速度杠杆。

1. 平衡杠杆

支点在动力点和阻力点之间的杠杆称平衡杠杆。这类杠杆的动力臂与阻力臂可等长,也可不等长。例如,人的头部在寰枕关节上进行低头和仰头的动作。寰椎为支点,支点前后各有一组肌群产生作用力(F_1,F_2),头部重量为阻力(L)。当前部肌群产生的力(F_2)与阻力(L)的力矩之和与后部肌群产生的力(F_1)的力矩相等时,头部趋于平衡(图 3-35)。

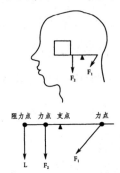

图 3-35　头部平衡杠杆作用

2.省力杠杆

阻力点在动力点和支点之间的杠杆称省力杠杆。这类杠杆的动力臂总是比阻力臂长,所以省力。例如,人用足尖站立时,足尖是支点,足跟后的肌肉收缩为作用力(F),体重(L)落在两者之间的距骨上。由于力臂较大,所以用较小的力就可以支撑体重(图 3-36)。

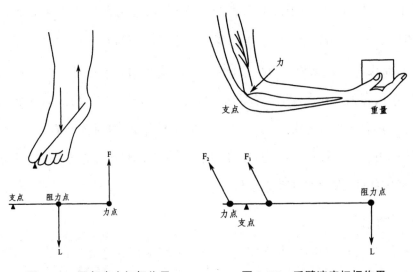

图 3-36　足部省力杠杆作用　　　　图 3-37　手臂速度杠杆作用

3.速度杠杆

动力点在阻力点和支点之间的杠杆称速度杠杆。这类杠杆的动力臂总比阻力臂短，因而费力，使用的目的在于工作方便。这类杠杆也是人体最常见的杠杆作用。例如，用手臂举起重物时的肘关节运动，肘关节是支点，手臂前肌群（肱二头肌）的力作用于支点和重物之间，由于力臂较短，就得用较大的力，但赢得了速度和运动的范围。手臂后肌群（肱三头肌）的力和手中的重物的力矩使手臂伸直，而肱二头肌的力矩使手臂向上弯曲，当二者相等时，手臂则处于平衡状态（图3-37）。

（二）摩擦力

相互接触的两物体在接触面上发生的阻碍相对滑动的力为摩擦力。摩擦力的方向与运动方向相反。当物体有滑动的趋势但尚未滑动时，作用在物体上的摩擦力称为"静摩擦力"。静摩擦力与使物体发生滑动趋势的力的方向相反，它的大小与该力相同，并随力的增大而增大。当力加大到物体即将开始运动时，静摩擦力达到最大值，称为最大静摩擦力。物体在滑动时受到的摩擦力称为"滑动摩擦力"。物体滚动时受到的摩擦力称为"滚动摩擦力"。最大静摩擦力和滑动摩擦力与接触面上的正压力成正比，比例系数分别称为"静摩擦系数"和"滑动摩擦系数"，通称"摩擦系数"，其大小主要取决于接触面的材料、光洁程度、干湿程度和相对运动的速度等，通常与接触面的大小无关。

（三）平衡与稳定

为了使物体保持平衡，必须使作用于物体的一切外力相互平衡，也就是通过物体重心的各力的总和（合力）应等于零，并且不通过物体重心的各力矩的总和也等于零。人体局部平衡是整个人体平衡中不可缺少的一部分，而整个人体平衡也是通过各个局部平衡来实现的。物体或人体的平衡与稳定，是由其重量、支撑面的大小、重心的高低及重力线和支撑面边缘之间的距离决定的。

1. 物体的重量与稳定性成正比

物体重量越大,稳定性越高。推倒一重物体所用的力比推倒一较轻物体所用的力要大。例如,在护理操作中,把病人移到较轻的椅子上,应注意用其他的力量支撑椅子,如扶住椅子的靠背或将椅子靠墙。

2. 支撑面的大小与稳定性成正比

支撑面是人或物体与地面接触的各支点的表面构成的,并且包括各支点之间的表面积。各支点之间的距离越大,物体的支撑面积越大。支撑面小,则需付出较大的肌肉拉力,以保持平衡稳定。例如,用一只脚站立时,为了维持人体平衡稳定,肌肉必须用较大的拉力。扩大支撑面可以增加人或物体的稳定性,如人体平卧位比侧卧位稳定;老年人站立或行走时,用手杖扩大支撑面,可增加稳定性。

3. 物体的重心高度与稳定性成反比

当物体的组成成分均匀时,重心位于它的几何中心。如物体的形状发生变化时,重心的位置也会随之变化。人体重心的位置随着躯干和四肢的姿势改变而改变。例如,人体在直立两臂下垂时,重心位于骨盆的第二骶椎前约 7 cm 处(图 3-38);如把手臂举过头顶,重心随之升高;当身体下蹲时,重心下降;甚至吸气时膈肌下降,重心也会下降。人或物体的重心越低,稳定性越高。

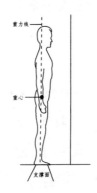
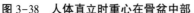
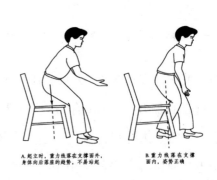

图 3-38　人体直立时重心在骨盆中部　　图 3-39　人体从坐位变立位时,重力线的改变

重力线必须通过支撑面才能保持人或物体的稳定：竖直向下的重力与竖直向上的支持力，二者大小相等、方向相反且作用在一条直线上，即处于平衡状态。人体只有在重力线通过支撑面时，才能保持动态平衡。例如，当人从椅子上站起时，应该先将身体向前倾，一只脚向后移，使重力线落在扩大的支撑面内，这样可以平稳地站起来（图3-39）。如果重力线落在支撑面外，人体重量将会产生一个破坏力矩，使人易于倾倒。

二、人体力学运用原则

（一）利用杠杆作用

护士在操作时，身体应靠近操作物体；两手臂托持物体时，两肘紧靠身体两侧，上臂下垂，前臂和所持物体靠近身体，使阻力臂缩短，从而省力。必须提取重物时，最好把重物分成相等的两部分，分别由两手提取。若重物由一只手臂提取，另一只手臂应向外伸展，以保持平衡。例如，协助病人做等张练习时遵循的大负荷、少重复次数、快速引起疲劳的原则，即是利用与省力杠杆相反的杠杆作用，从而达到对抗一定负荷做关节活动锻炼的目的。

（二）扩大支撑面

护士在操作时，应该根据实际需要将双下肢前后或左右分开，以扩大支撑面。例如，护士协助病人移动体位时，双下肢应前后或左右分开站立，尽量扩大支撑面；协助病人侧卧位时，应使病人两臂屈肘，一手放于枕旁，一手放于胸前，双下肢前后分开，上侧下肢屈膝屈髋在前，下侧下肢稍伸直，以扩大支撑面，增加病人的稳定性。

（三）降低重心

护士在提取位置较低的物体或进行低平面的护理操作时，双下肢应随身体动作的方向前后或左右分开站立,以增加支撑面;同时屈髋屈膝,使身体呈下蹲姿势,降低重心,重力线在支撑面内。例如,核对床尾卡,观察病人的胸瓶、引流瓶、尿袋时,应下蹲,降低身体重心,使身体重力线在支撑面内,保持身体的稳定性。

(四)减少身体重力线的偏移

护士在提取物品时,应尽量将物品靠近身体;抱起或抬起病人移动时,应将病人靠近自己的身体,以使重力线落在支撑面内。例如,悬挂输液瓶于输液吊杆上,应先调整输液吊杆位置于靠近身体处,悬挂输液瓶时,保持身体直立,手臂上举略前伸,防止身体倾斜,减少身体重力线偏移。

(五)尽量使用大肌肉或多肌群

护士在进行护理操作时,能使用整只手时,避免只用手指进行操作;能使用躯干部和下肢肌肉的力量时,尽量避免使用上肢的力量。例如,端持治疗盘时,应五指分开,托住治疗盘并与手臂一起用力,使用多肌群用力,不易疲劳。

(六)使用最小肌力做功

护士在移动重物时,应注意平衡、有节律,并计划好重物移动的位置和方向。护士应掌握以直线方向移动重物,尽可能遵循推或拉代替提取的原则。例如,移动无脚轮的床单位时,可先行安装活动式脚轮后推行,避免抬床搬移,节省肌力。

将人体力学的原理正确运用到护理工作中,可节省护士体力,提高护理工作效率,有效预防和减少护士腰背等损伤;同时,运用力学原理保持病人良好的姿势和体位,可以增进病人的舒适,促进其康复。

第四章　病人的安全与护士的职业防护

安全是人类的基本需要,保障病人安全是世界各国医疗行业共同关注的话题,也是评价医院的核心标准之一。病人的安全与护士的职业安全,共同构成护理安全。护理安全管理是提高护理质量的首要保证。因此,护士在确保病人安全的同时,应做好职业防护,保障自身职业安全。

第一节　病人的安全

安全环境是指平安而无危险、无伤害的环境。病人的安全是以病人为中心,从思想认识、管理制度、工作流程、医疗护理行为以及医院环境、设施、医疗仪器设备等方面是否存在安全隐患进行考虑,采取必要措施,防范病人在医疗护理的全过程中发生意外的伤害。因此护士应懂得安全护理的重要性,具有评估影响个体及环境安全的知识和能力,在护理工作的各个环节把好安全关,努力为病人提供一个安全的治疗和休养环境,以满足病人的安全需要。

一、影响病人安全的因素

(一)病人因素

1. 感觉功能

人们依赖感觉功能来了解周围环境,良好的感觉功能是帮助人们了解周围环境,识别和判断自身行动安全性的必要条件。任何一种感觉障碍,均会妨碍个体辨别周围环境中存在或潜在的危险因素而使其易受到伤害。如白内障病人因视物不清,易发生撞伤、跌倒等意外。

2. 年龄

年龄会影响个体对周围环境的感知和理解能力,因而也影响个体采取相应的自我保护行为。如新生儿与婴幼儿均需依赖他人的保护;儿童正处于生长期,好奇心强,喜欢探索新事物,容易发生意外事件;老年人各种器官功能逐渐衰退,也容易受到伤害。

3. 目前的健康状况

健康状况不佳,容易使人发生意外和受到伤害。如疾病可致个体身体虚弱、行动受限而发生跌伤,严重时影响人的意识,使之失去自我保护能力而更易受伤;免疫功能低下者易发生感染;焦虑或其他情绪障碍时,个体因注意力不集中而无法预警环境中的危险,也易发生伤害。

(二) 医务人员因素

通常是指医务人员素质或数量方面的因素。医务人员的素质包括思想政治素质、职业素质和业务素质等。例如,护士是护理措施的主要执行者,因而护士整体素质的高低、人员配备是否符合标准要求直接影响病人安全,充足的人员配备有利于及时满足病人的基本需求和病情监测,但当护士专业素质未达到护理职业的要求时,就有可能因行为不当或过失,造成病人身心伤害。

(三) 医院环境因素

医院的基础设施、设备性能及物品配置是否完善规范,也是影响病人安全的因素。医院的病人安全文化是病人安全的重要组织行为保障。此外,熟悉的环境能使人较好地与他人进行交流和沟通,从而获得各种信息与帮助,增加安全感;反之,陌生的环境易使人产生焦虑、害怕、恐惧等心理反应,因而缺乏安全感。

(四)诊疗方面的因素

针对病人病情而采取的一系列检查与治疗,是帮助病人康复的医疗手段。但一些特殊的诊疗手段,在发挥协助诊断、治疗疾病及促进康复作用的同时,也可能会给病人带来一些不安全的因素,如各种侵入性的诊断检查与治疗、外科手术等均可能造成皮肤的损伤及潜在的感染等。

二、病人安全需要的评估

医院中可能存在物理性、生物性、化学性等各种影响安全的因素,如各种医用气体、电器设备、放射线、致病微生物及化学药品等,因此,医务人员应及时评估医院中是否有现存的或潜在的影响病人安全的因素,同时还要评估病人的自我保护能力及其影响因素,及时采取防护措施,确保病人处于安全状态。对病人安全需要的评估可分为以下两个方面:

(一)病人方面

(1)意识是否清楚,精神状态是否良好,是否有安全意识,警觉性如何。

(2)是否因年龄、身体状况或意识状况而需要安全协助或保护。

(3)感觉功能是否正常,是否舒适,是否能满足自己的需要。

(4)是否有影响安全的不良嗜好,如吸烟等。

(5)是否熟悉医院环境等。

(二)治疗方面

(1)病人是否正在使用影响精神、感觉功能的药物。

(2)病人是否正在接受氧气治疗或冷、热治疗。

(3)病人是否需要给予行动限制或身体约束。

(4)病房内是否使用电器设备,病人床旁是否有电器用品。

在评估病人的安全需要后,护士应针对具体情况采取预防保护措施,为病人建立和维护一个安全、舒适的环境。

三、医院常见的不安全因素及防范

(一)物理性损伤及防范

物理性损伤包括机械性、温度性、压力性及放射性损伤等。

1. 机械性损伤

常见有跌伤、撞伤等损伤。跌倒和坠床是医院最常见的机械性损伤原因。其防范措施如下:

(1)昏迷、意识不清、躁动不安及婴幼儿病人易发生坠床等意外,应根据病人情况使用床档或其他保护具加以保护。

(2)年老体弱、行动不便的病人行动时应给予搀扶或其他协助。常用物品应放于容易获取处,以防取放物品时失去平衡而跌倒。

(3)病区地面要采用防滑地板,并注意保持整洁、干燥;室内物品应放置稳固,移开暂时不需要的器械,减少障碍物;通道和楼梯等进出口处应避免堆放杂物,防止磕碰、撞伤及跌伤。

(4)病区走廊、浴室及卫生间应设置扶手,供病人步态不稳时扶持。浴室和卫生间应设置呼叫系统,以便病人在需要时寻求援助,必要时使用防滑垫或安放塑料靠背椅。

(5)应用各种导管、器械进行操作时,应遵守操作规程,动作轻柔,防止损伤病人皮肤黏膜;妥善固定导管,注意保持引流通畅。

(6)对精神障碍者,应注意将剪刀等器械妥善放置,避免病人接触而发生危险。

2.温度性损伤

常见有热水袋、热水瓶所致的烫伤;冰袋、制冷袋等所致的冻伤;各种电器如烤灯、高频电刀等所致的灼伤;易燃易爆品如氧气、乙醚及其他液化气体所致的各种烧伤等。其防范措施如下:

(1)护士在应用冷、热疗法时,应严格遵守操作规程,注意听取病人的主诉及观察局部皮肤的变化,做好交接班,如有不适应及时处理。

(2)对于易燃易爆品应强化管理,并加强防火教育,制定防火措施,护士应熟练掌握各类灭火器的使用方法。

(3)医院内的电路及各种电器设备应定期进行检查维修。对病人自带的电器设备,如收音机、电剃须刀等,使用前应进行安全检查,并对病人进行安全用电的知识教育。

3.压力性损伤

常见有因长期受压所致的压疮;因高压氧舱治疗不当所致的气压伤;因石膏和夹板固定过紧形成的局部压疮等。

4.放射性损伤

主要由放射性诊断或治疗过程中处理不当所致,常见有放射性皮炎、皮肤溃疡坏死,严重者可致死亡。其防范措施如下:

(1)在使用 X 线或其他放射性物质进行诊断或治疗时,正确使用防护设备。

(2)尽量减少病人不必要的身体暴露,保证照射区域标记的准确。正确掌握放射性治疗的剂量和时间。

(3)保持接受放射部位皮肤的清洁干燥,且防止皮肤破损,应避免一切物理性刺激(用力擦拭、搔抓、摩擦、暴晒及紫外线照射等)和化学性刺激(外用刺激性药物、肥皂擦洗)等。

(二)化学性损伤及防范

化学性损伤通常是由于药物使用不当(如剂量过大、次数过多),药物配伍不当,甚至用错药物引起。其防范措施如下:

(1)护士应熟悉各种药物应用知识,严格执行药物管理制度和给药原则。

(2)给药时,严格执行"三查七对",注意药物之间的配伍禁忌,及时观察病人用药后的反应。

(3)做好健康教育,向病人及家属讲解安全用药的有关知识。

(三)生物性损伤及防范

生物性损伤包括微生物和昆虫对人体的伤害。病原微生物侵入人体后会诱发各种疾病,直接威胁病人的安全。其防范措施如下:

(1)护士应严格执行消毒隔离制度,严格遵守无菌技术操作原则。

(2)加强和完善各项护理措施。

(3)昆虫叮咬不仅严重影响病人的休息,还可致过敏性损伤,甚至传播疾病。因此,护士应采取措施予以消灭,并加强防范。

(四)心理性损伤及防范

心理性损伤是由各种原因所致的情绪不稳、精神受到打击而引起。如病人对疾病的认识和态度、病人与周围人群的情感交流、医务人员对病人的行为和态度等均可影响病人的心理,甚至会导致病人心理损伤的发生。其防范措施如下:

(1)护士应重视病人的心理护理,注意自身的行为举止,避免传递不良信息,造成病人对疾病治疗和康复等方面的误解而引起情绪波动。

(2)应以高质量的护理行为取得病人的信任,提高其治疗信心。

(3)与病人建立良好的护患关系,并帮助病人与周围人群建立和睦的人际关系。

（4）对病人进行有关疾病知识的健康教育，并引导病人采取积极乐观的态度对待疾病。

四、保护病人安全的措施

临床护理工作中，在评估病人的安全需要后，对意识模糊、躁动、行动不便等具有潜在安全隐患的病人，护士应综合考虑病人及其家属的生理、心理及社会等方面的需要，采取必要的安全措施，如保护具、辅助器等，为病人提供全面的健康维护，确保病人的安全，提高病人的生活质量。

（一）保护具的应用

保护具是用来限制病人身体某部位的活动，以达到维护病人安全与治疗效果的各种器具。

【适用范围】

1. 小儿病人

因认知及自我保护能力尚未发育完善，尤其是未满 6 岁的儿童，易发生坠床、撞伤、抓伤等意外或不配合治疗等行为。

2. 坠床发生概率高者

如麻醉后未清醒者、意识不清、躁动不安、失明、痉挛或年老体弱者。

3. 实施某些眼科特殊手术者

如白内障摘除术后病人。

4. 精神病病人

如躁狂症、自我伤害者。

5.易发生压疮者

如长期卧床、极度消瘦、虚弱者。

6.皮肤瘙痒者

包括全身或局部瘙痒难忍者。

【使用原则】

1.知情同意原则

使用前向病人及(或)家属解释所需保护具的原因、目的、种类及方法,取得病人和家属的同意与配合。如非必须使用,则尽可能不用。

2.短期使用原则

使用保护具要确保病人的安全,且只宜短期使用。

3.随时评价原则

应随时评价保护具的使用情况,评价依据如下:

(1)能满足保护具使用病人身体的基本需要,病人安全、舒适,无血液循环障碍、皮肤破损、坠床、撞伤等并发症或意外发生。

(2)病人及家属了解保护具使用的目的,能够接受并积极配合。

(3)各项检查、治疗及护理措施能够顺利进行。

【常用保护具的使用方法】

1.床档

主要用于预防病人坠床。常见有多功能床档(图4-1)、半自动床档(图4-2)及围栏式床档(图4-3)。

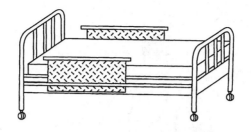

图 4-1　多功能床档

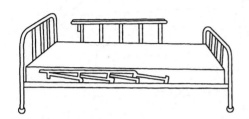

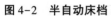

图 4-2　半自动床档

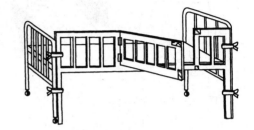

图 4-3　围栏市床档

2.约束带

　　主要用于保护躁动的病人,限制身体或约束失控肢体活动,防止病人自伤或坠床。根据部位的不同,约束带可分为肩部约束带、手肘约束带(图 4-4)或时部保护器(图 4-5)、约束手套(图 4-6)、约束衣(图 4-7)及膝部约束带等。

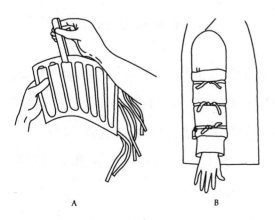

图 4-4　手肘约束带

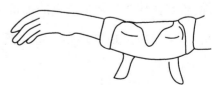

图 4-5　肘部保护器

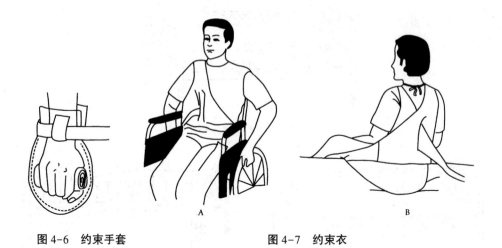

图 4-6　约束手套　　　　　　　　　　　　图 4-7　约束衣

　　(1)宽绷带:常用于固定手腕及踝部。使用时,先用棉垫包裹手腕部或踝部,再用宽绷带打成双套结(图 4-8),套在棉垫外,稍拉紧,确保肢体不脱出(图 4-9),松紧以不影响血液循环为宜,然后将绷带系于床沿。

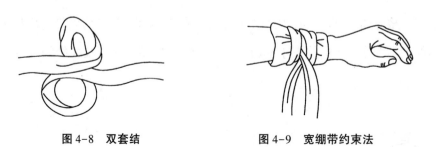

图 4-8　双套结　　　　　　　　　图 4-9　宽绷带约束法

　　(2)肩部约束带:用于固定肩部,限制病人坐起。肩部约束带用宽布制成,宽 8 cm,长 120 cm,一端制成袖筒(图 4-10)。使用时,将袖筒套于病人两侧肩部,腋窝衬棉垫。两袖筒上的细带在胸前打结固定,将两条较宽的长带系于床头(图 4-11)。必要时亦可将枕横立于床头,将大单斜折成长条,作肩部约束(图 4-12)。

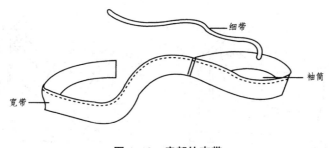

图 4-10　肩部约束带

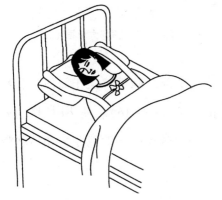
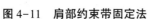

图 4-11　肩部约束带固定法

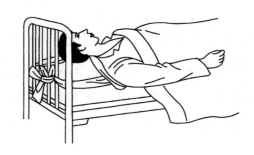

图 4-12　肩部大单固定法

（3）膝部约束带：用于固定膝部，限制病人下肢活动。膝部约束带用宽布制成，宽 10 cm，长 250 cm，宽带中部相距 15 cm 分别钉两条双头带（图 4-13）。使用时，两膝之间衬棉垫，将约束带横放于两膝上，宽带下的两头带各固定一侧膝关节，然后将宽带两端系于床沿（图 4-14）。亦可用大单进行膝部固定（图 4-15）。

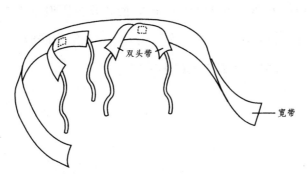

图 4-13　膝部约束带

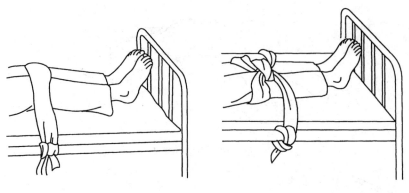

图 4-14　膝部约束带固定法　　　　　　图 4-15　膝部大单固定法

　　(4)尼龙搭扣约束带:用于固定手腕、上臂、踝部及膝部。操作简便、安全,便于洗涤和消毒。约束带由宽布和尼龙搭扣制成(图 4-16)。使用时,将约束带置于关节处,被约束部位衬棉垫,松紧适宜,对合约束带上的尼龙搭扣后将带子系于床沿。

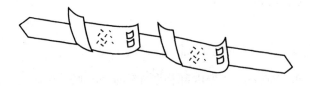

图 4-16　尼龙搭扣约束带

　　3.支被架

　　主要用于肢体瘫痪或极度衰弱的病人,防止盖被压迫肢体而造成不舒适或足下垂等并发症。也可用于烧伤病人采用暴露疗法需保暖时。使用时,将支被架罩于防止受压的部位,盖好盖被(图 4-17)。

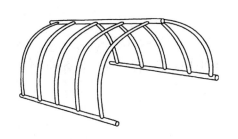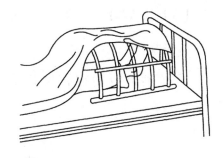

图 4-17　支被架

【注意事项】

(1)使用保护具时,应保持肢体及各关节处于功能位,并协助病人经常更换体位,保证病人的安全、舒适。

(2)使用约束带时,首先应取得病人及家属的知情同意。使用时,约束带下须垫衬垫,固定松紧适宜,并定时松解,每 2 小时放松约束带一次。注意观察受约束部位的末梢循环情况,每 15 分钟观察一次,发现异常及时处理。必要时进行局部按摩,促进血液循环。

(3)确保病人能随时与医务人员取得联系,如呼叫器的位置适宜或有陪护人员监测等,保障病人的安全。

(4)记录使用保护具的原因、时间、观察结果、相应的护理措施及解除约束的时间。

(二)辅助器的应用

辅助器是为病人提供保持身体平衡与身体支持物的器材,是维护病人安全的护理措施之一。

【目的】

辅助身体残障或因疾病、高龄而行动不便者进行活动,以保障病人的安全。

【常用辅助器】

1. 腋杖

是提供给短期或长期残障者离床时使用的一种支持性辅助用具（图 4-18）。

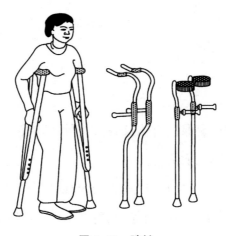

图 4-18　腋杖

使用腋杖最重要的是长度合适、安全稳妥。腋杖的长度包括腋垫和杖底橡胶垫，合适长度的简易计算方法为：使用者身高减去 40 cm。使用时，使用者双肩放松，身体挺直站立，腋窝与拐杖顶垫间相距 2~3 cm，腋杖底端应侧离足跟 15~20 cm。握紧把手时，手肘应可以弯曲。腋杖底面应较宽并有较深的凹槽，且具有弹性。

病人使用腋杖走路的方法：①两点式：走路顺序为同时出右拐和左脚，然后出左拐和右脚；②三点式：两腋杖和患肢同时伸出，再伸出健肢；③四点式：为最安全的步法。先出右腋杖，而后左脚跟上，接着出左腋杖，右脚再跟上，始终为三点着地；④跳跃法：常为永久性残疾者使用。其方法为：先将两侧腋杖向前，再将身体跳跃至两腋杖中间处。

2. 手杖

是一种手握式的辅助用具,常用于不能完全负重的残障者或老年人。手杖应由健侧手臂用力握住。

手杖长度的选择需符合以下原则:①肘部在负重时能稍微弯曲;②手柄适于抓握,弯曲部与髋部同高,手握手柄时感觉舒适。

手杖可为木制或金属制。木制手杖长短是固定的,不能调整;金属制手杖可依身高来调整。手杖的底端可为单脚或四脚型(图4-19)。四脚形的手杖比单脚型的支持力和支撑面积要大得多,因而也较稳定,常用于步态极为不稳的病人或地面较不平时。手杖底端的橡胶底垫应有吸力、弹性好、宽面及有凹槽,这样,才能加强手杖的摩擦力和稳定性,以防跌倒。

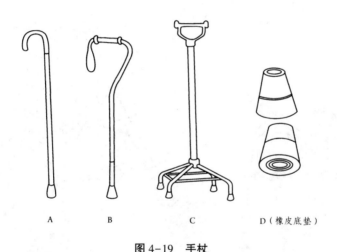

A　　　　B　　　　　C　　　　　D(橡皮底垫)

图4-19　手杖

3. 助行器

一般用铝合金材料制成,是一种四边形或三角形的金属框架,自身轻,可将病人保护其中,支撑体重,便于站立行走的工具(图4-20)。有些还带脚轮。其支撑面积大,稳定性好,适用于上肢健康,下肢功能较差的病人。

(1)步行式助行器:适用于下肢功能轻度损害的病人。无轮脚,自身轻,可调高度,稳定性好。使用时双手提起两侧扶手同时向前将其放于地面,然后双腿迈步跟上(图4-21)。

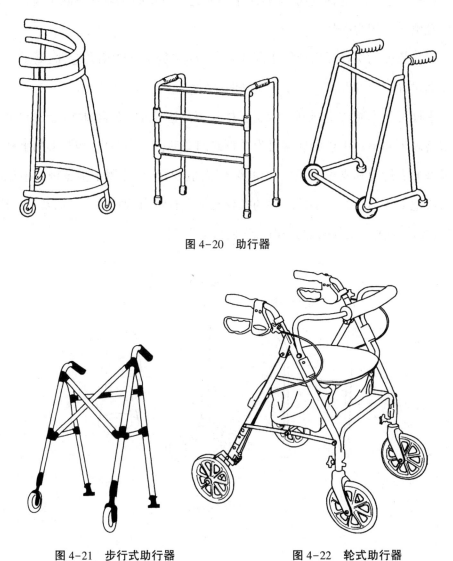

图 4-20　助行器

图 4-21　步行式助行器　　　　　　图 4-22　轮式助行器

(2)轮式助行器:适用于上下肢功能均较差的病人。有轮脚,易于推行移动。使用时不用将助行器提起、放下,行走步态自然,且用力下压可自动刹车(图4-22)。

选用时应先对病人进行评估,以确定助行器的种类。

【注意事项】

(1)使用者意识清楚,身体状态良好、稳定。

(2)选择适合自身的辅助器:不合适的辅助器与错误的使用姿势可导致腋下受压造成神经损伤、腋下和手掌挫伤及跌倒,还会引起背部肌肉劳损和酸痛。

(3)使用者的手臂、肩部或背部应无伤痛,活动不受限制,以免影响手臂的支撑力。

(4)使用辅助器时,病人的鞋要合脚、防滑,衣服要宽松、合身。

(5)调整腋杖和手杖后,将全部螺钉拧紧,橡皮底垫紧贴腋杖与手杖底端,并应经常检查确定橡皮底垫的凹槽能否产生足够的吸力和摩擦力。

(6)选择较大的练习场地,避免拥挤和注意力分散。同时应保持地面干燥,无可移动的障碍物。必要时备一把椅子,供病人疲劳时休息。

第二节　护士的职业防护

护理工作环境是治疗与护理病人的场所,在为病人提供各项检查、治疗和护理的过程中,护士可能会受到各种各样的职业性有害因素的伤害。因此,护士应具备对各种职业性有害因素的认识、处理及防范的基本知识和能力,以减少职业伤害,保护自身安全,维护自身健康。

一、职业防护的相关概念及意义

(一)职业防护的相关概念

1. 职业暴露

职业暴露是指从业人员由于职业关系而暴露在有害因素中,从而有可能损害健康或危及生命的一种状态。护理职业暴露是指护士在从事诊疗、护理活动过程中,接触有毒、有害物质或病原微生物,以及受到心理社会等因素的影响而损害健康或危及生命的职业暴露。

2. 护理职业风险

护理职业风险是指在护理服务过程中可能发生的一切不安全事件。

3. 职业防护

职业防护是针对可能造成机体损伤的各种职业性有害因素,采取有效措施,以避免职业性危害的发生,或将危害降低到最低程度。护理职业防护是指在护理工作中针对各种职业性有害因素采取有效措施,以保护护士免受职业性有害因素的危害,或将危害降至最低程度。

(二)护理职业防护的意义

1. 提高护士职业生命质量

护理职业防护不仅可以避免职业性有害因素对护士的伤害,而且还可以控制由环境和行为不当引发的不安全因素。通过职业防护可以维护护士的身体健康,减轻心理压力,增强社会适应能力,从而提高护士的职业生命质量。

2. 规避护理职业风险

通过职业防护知识的学习及职业防护技能的规范化培训,可以提高护士对职业性损伤的防范意识,自觉履行职业规范要求,有效控制职业性有害因素,科学有效地规避护理职业风险。

3. 营造和谐的工作氛围

良好安全的护理职业环境,不仅可使护士产生愉悦的心情,而且可以增加其职业满意度、安全感及成就感,使之形成对职业选择的认同感。同时,和谐的工作氛围可以缓解护士的心理压力,改善其精神卫生状况,提高其职业适应能力。

二、职业暴露的有害因素

（一）生物性因素

生物性因素主要是指医务人员在从事规范的诊断、治疗、护理及检验等工作过程中，意外接触、吸入或食入的病原微生物或含有病原微生物的污染物。生物性因素是影响护理职业安全最常见的职业性有害因素。护理工作环境中主要的生物性因素为细菌和病毒。

1. 细菌

护理工作环境中常见的致病菌有葡萄球菌、链球菌、肺炎球菌及大肠埃希菌等，其广泛存在于病人的各种分泌物、排泄物及用过的衣物和器具中，通过呼吸道、消化道、血液及皮肤等途径感染护士。细菌的致病作用取决于其侵袭力、毒素类型、侵入机体的数量及侵入途径。

2. 病毒

护理工作环境中常见的病毒有乙型肝炎病毒（HBV）、丙型肝炎病毒（HCV）、人类免疫缺陷病毒（HIV）及冠状病毒等，其传播途径以血液和呼吸道传播较为常见。护士因职业性危害感染的疾病中，最常见、最危险的乙型肝炎、丙型肝炎及艾滋病等，均由 HBV、HCV、HIV 等血源性病原体引起。

（二）物理性因素

在日常护理工作中，常见的物理性有害因素有锐器伤、放射性危害及温度性危害等。

1. 锐器伤

锐器伤是最常见的职业性有害因素之一，而感染的针刺伤是导致血源性传播疾病的最主要因素,其中最常见、危害性最大的是乙型肝炎、丙型肝炎和艾滋病。同时,针刺伤也可对护士造成极大的心理伤害,产生焦虑和恐惧,甚至影响护理职业生涯。

2.放射性危害

在日常工作中,护士常接触到紫外线、激光等放射性物质,如果防护不当,可导致不同程度的皮肤、眼睛损伤等不良反应。在为病人进行放射性诊断和治疗过程中,如果护士自我防护不当,可造成机体免疫功能障碍,严重者可导致造血系统功能障碍或致癌。

3.温度性危害

常见的温度性危害有热水瓶、热水袋等所致的烫伤;易燃易爆物品如氧气、乙醇等所致的烧伤;各种电器的使用,如红外线烤灯、频谱仪及高频电刀等所致的灼伤等。

(三)化学性因素

化学性因素是指医务人员在从事规范的诊断、治疗、护理及检验等工作过程中,通过多种途径接触到的化学物质。在日常工作中,护士长期接触化疗药物、汞、多种消毒剂及麻醉废气等,可造成身体不同程度的伤害。

1.化疗药物

常用细胞毒类药物如环磷酰胺、铂类药物、多柔比星(阿霉素)、氟尿嘧啶、紫杉类等。长期接触此类化疗药物,在防护不当的情况下药物可通过皮肤接触、吸入或食入等途径给护士带来一些潜在危害。长期小剂量接触可因蓄积作用而产生远期影响,不但可引起白细胞下降和自然流产率增高,而且还有可致癌、致畸、致突变及脏器损伤等危险。

2.汞

常用护理操作用品如汞式血压计、汞式体温计及水温计等,其中的汞是医院常见而又极易被忽视的有毒因素。如果对漏出的汞处理不当,可对人体产生神经毒性和肾毒性作用。

3. 消毒剂

常用醛类如甲醛、戊二醛,过氧化物类如过氧乙酸及含氯消毒剂等,可刺激皮肤、眼及呼吸道,引起皮肤过敏、流泪、恶心、呕吐及气喘等症状。经常接触还会引起结膜灼伤、上呼吸道炎症、喉头水肿和痉挛、化学性气管炎或肺炎等。长期接触该类消毒剂可以造成肝脏损害和肺纤维化,甚至还可造成中枢神经系统损害,表现为头痛及记忆力减退等。

4. 麻醉废气

短时吸入麻醉废气可引起头痛、注意力不集中、应变能力差及烦躁等症状;长时间吸入麻醉废气,在体内蓄积后,可以产生慢性氟化物中毒、遗传性影响(包括致突变、致畸、致癌)及对生育功能的影响等。

(四)其他因素

目前,我国各级医院中护士数量与病人数量相比明显不足。随着医学模式和健康观念的转变,护理工作不是单纯地执行医嘱,同时还承担着护理者、管理者、教育者、科研者及协调者等工作,护士常处于超负荷的工作状态。同时,由于人们观念的差异,使某些病人及其家属对护理工作存在偏见,致使护患关系紧张。护士在处理护患矛盾时,会产生紧张情绪。长期超负荷工作以及紧张的工作气氛,使护士容易发生机体疲劳性疾病,并容易产生心理疲惫,引发一系列心理健康问题。

三、护理职业防护的管理

为了维护护士的职业安全,规范护士的职业安全防护工作,预防护理工作中发生职业暴露,且在发生暴露之后能够得到及时处理,必须要依据和参照国家有关法规,充分做好防护管理工作。

(一)完善职业安全的组织管理

职业安全组织管理分为三级管理,即医院职业安全管理委员会、职业安全管理办公室、科室职业安全管理小组三级管理,分别承担相应的职业安全管理工作。

(二)建立健全规章制度:提高整体防护能力

1.建立健全制度

制定与完善各项规章制度,如职业防护管理制度,职业暴露上报制度、处理程序、风险评估标准,消毒制度、隔离制度、转诊制度、各种有害因素监测制度及医疗废物处理制度等。并认真遵守执行,这是保障护士职业安全的基本措施。

2.规范操作行为

制定各种预防职业暴露的工作指南并完善操作规程,使护理职业防护工作有章可循、有法可依,从而减少各种职业暴露的机会。如血源性病原体职业暴露操作规程、预防锐器伤操作规程及预防化疗药物暴露操作规程等。

(三)加强职业安全教育,强化职业防护意识

对护士实施职业安全教育和规范化培训是减少职业暴露的主要措施。加强职业安全防护教育,使护士从思想上和行动上重视职业防护,以进一步强化护士的职业防护意识。

1.职业安全知识的培训与考核

各级卫生行政管理部门要充分认识到护理职业暴露的危险性和严重性,以及做好护士职业防护的重要性和迫切性。提供一定的人力、物力、政策及技术支持,做好岗前培训和定期在职培训与考核。并把护理职业安全作为在校教育

和毕业后教育的考核内容之一。

2. 增强护士职业防护意识

护理工作不仅仅是为病人提供安全、无差错的护理，还要在工作中保护自身免受损伤。护士应该充分认识到职业暴露的危害性和职业防护的重要性，从思想上重视，并加强学习，丰富自己的专业知识和技能，以增强自我职业防护意识。

（四）改进护理防护设备

医院管理者要充分认识到职业暴露的危害性，并创造安全健康的工作环境，完善的检测系统、医疗设备和职业防护措施，为护士提供全方位的安全保障。

1. 防护设备及用品

①常用的防护设施及设备，如层流净化设施、感应式洗手设施、生物安全柜等；②个人防护用品，如 N95、N99 口罩、面罩、护目镜、围裙、一次性隔离衣、鞋套及人工呼吸专用防护面罩等；③安全用品，如安全注射装置和符合国际标准的一次性锐器回收盒等。

2. 建立静脉药物配制中心

建立符合国际标准的操作环境，并配备经过严格培训的药剂师和护士。根据药物特性，严格按照操作程序配制全静脉营养液、化疗药物及抗生素等药物，以保证临床用药的安全性和合理性，减少药物对护士的危害。

（五）强化和推进标准预防

可采用美国疾病控制中心提出的标准预防进行护理职业防护，以预防和控制血源性病原体职业暴露的危害。护士必须正确掌握各级防护标准、防护措施及各种防护用品的使用方法，以防止防护不足或防护过度。

（六）重视护士的个人保健

定期进行健康查体和免疫接种（表 4-1）。

表 4-1　职业防护中的预防接种方案与种类

方案	种类
必须接受的方案	重组乙型病毒性肝炎疫苗、流行感冒疫苗（灭活的或亚单位疫苗）、麻疹活疫苗、腮腺炎活疫苗、风疹活疫苗、水痘-带状疱疹活疫苗
可选择的方案（特殊情况下）	卡介苗、甲型病毒性肝炎疫苗、流行性脑脊髓膜炎多糖疫苗（A,C,W135,Y 四联疫苗）、脊髓灰质炎疫苗、狂犬疫苗（地鼠肾组织培养人用疫苗）、破伤风与白喉疫苗、伤寒菌苗、牛痘疫苗（天花疫苗）

四、常见护理职业暴露及预防措施

护士在护理工作中可能接触各种各样的有害因素，本节只介绍常见的护理职业暴露及预防措施。

（一）血源性病原体职业暴露

血源性病原体是指存在于血液和某些体液中的能引起人体疾病的病原微生物，例如 HBV、HCV 和 HIV 等。血液中含血源性病原体浓度最高，4 μL 带有 HBV 的血液足以使受伤者感染 HBV，其他依次为伤口分泌物、精液、阴道分泌物、羊水等。必须通过采取综合性防护措施，减少护士感染 HBV、HCV 或 HIV 等的机会。

1. 血源性病原体职业暴露的原因

（1）接触血液与体液的操作：①在进行接触血液、体液的操作时未戴手套；②手部皮肤发生破损，在可能接触病人的血液或体液时，未戴双层手套；或发生意外,如病人的血液、分泌物溅入护士的眼睛、鼻腔或口腔中;③在为病人实施心肺复苏时,徒手清理口腔内的分泌物及血液、口对口人工呼吸。

(2)与针刺伤有关的操作:导致护士职业暴露的主要原因是污染的针头刺伤或其他锐器伤,针刺伤最容易发生在针头使用后的丢弃环节。

2. 预防措施

(1)洗手:护士在接触病人前后,特别是接触血液、排泄物、分泌物及污染物品前后,无论是否戴手套都要洗手。

(2)做好个人防护:可能发生血源性病原体职业暴露的主要科室,如手术室、妇产科病房、产房、普通病房的外科操作、口腔科、骨科、供应室等,护士应常规实施职业防护,防止皮肤、黏膜与病人的血液、体液接触。常用的防护措施包括戴手套、口罩、护目镜及穿隔离衣等。

①戴手套:当护士接触病人血液或体液、有创伤的皮肤黏膜、进行体腔及血管的侵入性操作、或在接触和处理被病人体液污染的物品和锐器时,均应戴手套操作,护士手上有伤口时应戴双层手套。

②戴口罩或护目镜:在处理病人的血液、分泌物及体液等有可能溅出的操作时,特别是在行气管内插管、支气管镜及内镜等检查时,应戴口罩和护目镜,以保护眼睛和面部。

③穿隔离衣:在身体有可能被血液、体液、分泌物和排泄物污染,或进行特殊操作时,应穿隔离衣以免受暴露风险。

(3)安全注射:安全注射是指注射时不伤及病人和护士,并且保障注射所产生的废物不对社会造成危害。因此要确保提供安全注射所需的条件,并遵守安全操作规程。

(4)医疗废物的处理:对使用过的一次性医疗用品和其他固体废弃物,均应放入双层防水污物袋内,密封并贴上特殊标记,送到指定地点,并由专人焚烧处理。

(二)锐器伤

锐器伤是一种由医疗锐器,如注射器针头、缝针、各种穿刺针、手术刀、剪刀、碎玻璃及安瓿等造成的意外伤害,是常见的一种职业危害。污染锐器的伤害是导致护士发生血源性传播疾病最主要的职业性因素。

1. 锐器伤的原因

(1)医院管理因素:①教育培训不够,医院未开展安全防护教育,对新护士未进行相关培训;②防护用品不足(如考虑医疗用品成本而限制手套的使用等),因为被血液污染的针头刺破一层乳胶手套或聚乙烯(PVC)手套,医务人员接触的血液量比未戴手套时可减少50%以上。未引进具有安全防护功能的一次性医疗用品,如安全型留置针和无针静脉注射系统等。

(2)护士因素:①自我防护意识淡薄,对锐器伤的危害性认识不足,缺乏防护知识的系统教育,是发生锐器伤不可忽视的重要原因;②技术不熟练和操作不规范:如徒手掰安瓿;随便丢弃一次性注射器针头、留置针芯;直接用手接触锐器;器械传递不规范等,都与锐器伤的发生有密切关系;③身心疲劳:工作量及压力过大,易使护士出现身心疲乏,在护理操作时精力不集中而导致误伤。

(3)病人因素:在工作中遇到一些极度不配合的病人(如酗酒、精神病病人),护士在操作中易产生紧张情绪,导致操作失误而发生锐器伤。另外,在操作过程中病人突然躁动也极易使针头或刀片伤及护士。

2. 锐器伤的预防措施

(1)加强培训,提高安全意识:医院和科室应定期对护士进行锐器伤防护的培训,特别是新上岗护士和实习护士,提高自我防护意识,预防锐器伤的发生。

(2)配备足量的具有安全装置的护理用品:如手套、安全注射用具(真空采血系统、无菌正压接头及无针输液系统、可自动毁形的安全注射器、回缩或自钝注射器及安全型静脉留置针)等。

（3）建立锐器伤防护制度，规范个人行为：严格执行护理操作常规和消毒隔离制度，执行标准预防措施，规范操作行为，培养良好的职业素质。

（4）规范锐器使用时的防护：①抽吸药液时严格遵循无菌操作原则；②静脉用药时最好采用三通给药；③使用安瓿制剂时，应先用砂轮划痕后再掰安瓿，掰安瓿时应垫以棉球或纱布；④制定完善的手术器械(刀、剪、针等)摆放及传递的规定，规范器械护士的基本操作；⑤手术前充分了解高危病人情况，并重点做好其围手术期和手术期的安全防护工作。

（5）纠正易引起锐器伤的危险行为：①禁止用双手分离污染的针头和注射器；②禁止用手直接接触使用后的针头、刀片等锐器；③禁止用手折弯或弄直被污染针头；④禁止将使用后的针头双手回套针帽；⑤禁止用手直接传递锐器；⑥禁止直接接触医疗废物。

（6）正确处理使用后的锐器：锐器使用后应直接将其放入符合国际标准的锐器盒，封存好的锐器盒要有清晰的标志，以便于监督执行。严格执行医疗废物分类标准，锐器不应与其他医疗废物混放。

（7）与病人沟通：在护理过程中，应体谅和宽容不合作的病人，尽最大可能与其沟通，以取得病人及家属的信任，从而达到治疗与护理的目的。必要时请他人协助，尽量减少锐器伤。

（8）加强护士的健康管理：①建立护士健康档案，定期为护士进行体检，并接种相应的疫苗；②建立损伤后登记上报制度；③建立锐器伤处理流程；④建立受伤护士的监控体系，追踪护士的健康情况；⑤适当调整护士工作强度和心理压力，实行弹性排班制，加强治疗高峰期的人力配备，以减轻护士的工作压力，提高工作效率和质量，减少锐器伤的发生。积极关心受伤护士，做好心理疏导，及时有效地采取预防补救措施。

3. 锐器伤的应急处理流程

(1)保持镇静：受伤后护士要保持镇静,戴手套者按规范迅速脱去手套。

(2)处理伤口：①立即用手在伤口旁轻轻挤压,尽可能挤出伤口的血液,但禁止在伤口局部挤压,以免产生虹吸现象,把污染血液吸入血管,增加感染机会；②用肥皂水清洗伤口,并在流动水下反复冲洗。暴露的黏膜处,应采用生理盐水反复冲洗干净；③用75%乙醇或0.5%聚维酮碘(碘伏)消毒伤口,并进行包扎。

(3)评估源病人和受伤护士：根据病人血液中含有病原微生物(如病毒、细菌)的多少和伤者伤口的深度、范围及暴露时间进行评估,并做相应处理。

(4)进行血清学检测：锐器伤后进行血清学检测结果并采取相应措施(表4-2)。

表4-2　锐器伤后的血清学检测结果与处理措施

检测结果	处理措施
病人 HBsAg 阳性,受伤护士 HBsAg 阳性或抗-HBs 阳性或抗-HBc 阳性者	不需注射疫苗或乙肝免疫球蛋白(HBIG)
受伤护士 HBsAg 阴性或抗-HBs 阴性且未注射疫苗者	24 小时内注射 HBIG 并注射疫苗。于受伤当天、第 3 个月、6 个月、12 个月随访和监测
病人抗-HCV 阳性,受伤护士抗-HCV 阴性者	于受伤当天、第 3 周、3 个月、6 个月随访和监测

续　表

检测结果	处理措施
病人 HIV 阳性,受伤护士 HIV 抗体阴性	①经过专家评估后可立即预防性用药,并进行医学观察 1 年
	②于受伤后 4 周、8 周、12 周、6 个月时检查 HIV 抗体
	③预防性用药的原则:若被 HIV 污染的针头刺伤,应在 4 小时内,最迟不超过 24 小时进行预防用药。即使超过 24 小时,也应实施预防性用药

(5)及时上报:及时填写锐器伤登记表,并尽早报告部门负责人、预防保健科及医院感染管理科。

(三)化疗药物职业暴露

化学药物治疗(化疗)是指对病原微生物和寄生虫所引起的感染性疾病以及肿瘤采用的治疗方法。从狭义上讲,化疗多指对恶性肿瘤的化学治疗。研究证明,化疗药物在杀伤肿瘤细胞、延长肿瘤病人生存时间的同时,也可通过直接接触、呼吸道吸入及消化道摄入等途径,给经常接触它的护士带来一定的潜在危害。这些潜在的危害与其接触剂量有关,大量接触化疗药物可对人体造成毒性反应以及某些远期的潜在危险。

1.化疗药物职业暴露的原因

(1)准备化疗药物过程中可能发生的药物接触,常发生在药物稀释时的振荡过程中。由于瓶内压力过大,排气时出现药物的喷洒或针剂药瓶出现破碎而漏出药物。

(2)在注射操作过程中可能发生的药物接触,静脉注射药物前排气或注射时针头连接不紧密,导致药液外溢。

(3)在处理化疗药物使用后的过程中可能发生的药物接触,使用过的化疗药物空瓶或剩余药物处理不当,可污染工作环境或仪器设备。

(4)直接接触化疗病人的排泄物、分泌物或其他污染物,如病人的粪便、尿液、呕吐物、唾液及汗液中均含有低浓度的化疗药物,当其污染被服后,如果处理不当,也可使护士接触到化疗药物。

2. 化疗药物职业暴露的预防措施

化疗防护应遵循两个基本原则:①减少与化疗药物的接触;②减少化疗药物污染环境。具体防护措施包括:

(1)配制化疗药物的环境要求:应设专门的化疗药物配药间,并配备有空气净化装置,有条件的医院应设置静脉药物配制中心。根据我国静脉治疗护理技术操作规范(WS/T433—2013)规定,化疗药物配制室应配置符合要求的 n 级或 BI 级垂直层流生物安全柜,以防止含有药物微粒的气溶胶或气雾对护士产生伤害,使之达到安全处理化疗药物的防护要求。并配备溢出包,内含防水隔离衣、一次性口罩、护目镜、面罩、乳胶手套、鞋套、吸水垫及垃圾袋等。其操作台面应覆以一次性防渗透性防护垫,以吸附溅出的药液,减少药液污染台面,污染或操作结束后及时更换。

(2)专业人员的配备:化疗药物配制室内应配备经过药学基础、化疗药物操作规程及废弃物处理等专门培训,并通过专业理论和技术操作考核的护士。化疗护士应定期检查肝肾功能、血常规等,妊娠期及哺乳期护士避免直接接触化疗药物。

(3)化疗药物配制时的防护:化疗药物配制时的防护措施与要求(表4-3)。

(4)化疗药物给药时的防护:给药时应戴一次性口罩、双层手套,静脉给药时宜采用全密闭式输注系统。

表 4-3　化疗药物配制时的防护措施与要求

措施	要求
操作前准备	配药时穿防水、无絮状物材料制成、前部完全封闭的隔离衣,戴帽子、口罩、护目镜、双层手套(内层为 PVC 手套,外层为乳胶手套)
正确打开安瓿	打开安瓿前应轻弹其颈部,使附着的药粉降至瓶底。掰开安瓿时应垫纱布,避免药粉、药液外溢,或玻璃碎片四处飞溅,并防止划破手套
防止药物溢出	溶解药物时,溶媒应沿瓶壁缓慢注入瓶底,待药粉浸透后再晃动,以防药粉溢出
规范地稀释和抽取药物	①稀释瓶装药物及抽取药液时,应插入双针头,以排除瓶内压力,防止针栓脱出造成污染
	②抽取药液后,在药瓶内进行排气和排液后再拔针,不要将药物排于空气中
	③抽取药液时用一次性注射器和针腔较大的针头,所抽药液以不超过注射器容量 3/4 为宜
	④抽出药液后放入垫有 PVC 薄膜的无菌盘内备用
操作后的处理	操作结束后,用水冲洗和擦洗操作台。脱去手套后彻底冲洗双手并行沐浴,以减轻药物的毒副作用

（5）化疗药物外溢的处理：如果化疗药物外溅,应穿戴防护用品如一次性口罩、面罩、防水隔离衣、双层手套、鞋套等,立即标明污染范围,避免他人接触。如果水剂药物溢出,应使用吸水纱布垫吸附。若为粉剂药物外溢则用湿纱布垫擦拭,污染表面用清水清洗。记录外溢药物的名称、时间、溢出量、处理过程及受污染人员。

（6）化疗药物污染物品的集中处理：在存储、配制和应用化疗药物的所有区域都应配备专用的废弃物收集容器,所有在接收、存储和应用过程中有可能接触化疗药物的一次性物品包括防护用品,都应视为化疗药物废弃物。如一次性注射器、输液器、针头、废弃安瓿及药瓶等,使用后必须放置在有毒性药物标识的专用容器中。

3. 化疗药物暴露后的处理流程

在配制、使用和处理污染物的过程中,如果防护用品不慎被污染,或眼睛、皮肤直接接触到化学药物时,可采取下列处理流程:①迅速脱去手套或隔离衣;②立即用肥皂和清水清洗污染部位的皮肤;③眼睛被污染时,应迅速用清水或等渗洁眼液冲洗眼睛;④记录接触情况,必要时就医治疗。

(四)汞泄漏职业暴露

汞是对人体健康危害极大而且环境污染持久的有毒物质,如临床常用的血压计、体温计、水温计等都含有汞。一支体温计含汞 1 g,一台血压计约含汞 50 g。1 支体温计被打碎后,外漏的汞全部蒸发,可使 15 m^2 房间的空气汞浓度达 22.2 mg/m^3,国家标准规定室内空气汞的最大允许浓度 0.01 mg/m^3,如果空气中汞含量大于 10~16 mg/m^3,可能危及人体健康。

1. 汞泄漏的原因

(1)血压计使用不规范:①给血压计加压时,打气过快过猛,压力过大,导致汞从玻璃管中喷出;②使用完毕忘记关闭汞槽的开关,在合上血压计时,玻璃管中的汞就会泄漏;③血压计使用完毕关闭汞槽开关时,未倾斜血压计,使部分汞没有回到零位刻线以下,合上血压计盖时,这部分汞容易发生泄漏;④再次测量血压时,玻璃管上端的残余汞还没有回到零位刻线以下,就开始加压,导致玻璃管上端的汞从顶端喷出;⑤血压计故障,常见开关轴心和汞槽吻合不好,加压时导致汞泄漏。

(2)体温计使用不规范:①护士原因:使用体温计容器不规范;未给病人详细讲解体温计的使用方法;未按时收回体温计或收回时未按规范放入容器内;甩体温计方法不正确等都可使体温计破碎导致汞泄漏;②病人原因:病人不慎

摔破或折断体温计导致汞泄漏。

2. 汞泄漏的预防措施

(1)加强管理,完善应对体系:建立汞泄漏化学污染的应急预案,规范汞泄漏的处理流程,配备汞泄漏处置包(内有硫磺粉、三氯化铁、小毛笔及收集汞专用的密闭容器等)。有条件者可使用电子体温计和电子血压计。

(2)提高护士对未泄漏危害的认识:临床护士工作中常有打碎体温计和血压计导致隶泄漏的经历,并且知晓汞的致毒途径和危害,但仅有部分护士能正确处理体温计、血压计泄漏的汞。因此,应加强对护士的专题培训,提高对汞泄漏的处理能力。

(3)规范血压计和体温计的使用。

①规范血压计的使用:a. 使用汞柱血压计前,需要检查汞槽开关有无松动,是否关闭,玻璃管有无裂缝、破损。有汞泄漏可能时,轻轻拍击盒盖顶端使汞液归至零位线以下。b. 在使用过程中,应平稳放置,切勿倒置,充气不可过猛过高,测量完毕,应将血压计右倾45°,使汞全部进入汞槽后再关闭开关。c. 血压计要定期检查,每半年检测一次,有故障及时送修。

②规范体温计的使用:a. 盛放体温计的容器应放在固定的位置,容器应表面光滑无缝,垫多层塑料膜,不应该垫纱布,以便于观察和清理泄漏的汞;b. 使用体温计前应检查有无裂缝、破损,禁止将体温计放在热水中清洗或放沸水中煮,以免引起爆炸;c. 使用体温计过程中要防止损坏,甩体温计时勿碰触硬物,测量体温时应详细告知病人使用体温计的注意事项和汞泄漏的危害,用毕及时收回;d. 测口温和肛温时不要用汞式体温计;e. 婴幼儿和神志不清病人禁止测量口温,测量时护士应守在床旁并及时收回体温计。

3. 汞泄漏的应急处理

(1)暴露人员管理:一旦发生汞泄漏,室内人员应转移到室外,如果有皮肤接触,立即用水清洗。打开门窗通风,关闭室内所有热源。

(2)收集汞滴:穿戴防护用品如戴防护口罩、乳胶手套、防护围裙或防护服,鞋套。用一次性注射器抽吸泄漏的汞滴,也可用纸卷成筒回收汞滴,放入盛有少量水的容器内,密封好并注明"废弃汞"字样,送交医院专职管理部门处理。

(3)处理散落的汞滴:对散落在地缝内的汞滴,取适量硫磺粉覆盖,保留3小时,硫和汞能生成不易溶于水的硫化汞。或者用20%三氯化铁5~6g加水10mL,使其呈饱和状态,然后用毛笔蘸其溶液在汞残留处涂刷,生成汞和铁的合金,消除汞的危害。

(4)处理永污染的房间:关闭门窗,用碘 1 g/m^3 加乙醇点燃熏蒸或用碘 0.1 g/m^3 撒在地面8~12小时,使其挥发的碘与空气中的汞生成不易挥发的碘化汞,可以降低空气中汞蒸气的浓度。结束后开窗通风。

第五章　病人的清洁卫生护理常规

　　良好的清洁卫生是人类基本的生理需要之一,维持个体清洁卫生是确保个体舒适、安全及健康的重要保证。机体卫生状况不良会对个体的生理和心理产生负面影响,甚至诱发各种并发症。因此,为使病人在住院期间身心处于最佳状态,护士应及时评估病人的卫生状况,并根据病人自理能力、卫生需求及个人习惯协助病人进行卫生护理,确保病人清洁和舒适,预防感染和并发症的发生。病人的清洁卫生内容包括口腔护理、头发护理、皮肤护理、会阴部护理及晨晚间护理。护士在为病人提供卫生护理时,通过与病人密切接触,有助于建立治疗性的护患关系;同时,护理时应尽可能确保病人的独立性,保护病人隐私,尊重病人并促进病人身心舒适。

第一节　口腔护理常规

　　口腔由牙齿、牙龈、舌、颊、软腭及硬腭等组成,具有摄取、咀嚼和吞咽食物,以及发音、感觉、消化等重要功能。良好的口腔卫生可促进机体的健康和舒适。因口腔卫生不洁造成的口腔局部炎症、溃疡等问题会导致个体食欲下降、影响营养物质消化和吸收、造成局部疼痛甚至引发全身性疾病;牙齿破损、缺失或不洁会影响个体自尊与自我形象;口腔异味会给个体社会交往带来消极影响。由此可见,口腔卫生对保持病人的健康十分重要。

　　口腔护理是临床护理工作的重要环节,护士应认真评估病人的口腔卫生状况,指导病人掌握正确的口腔清洁技术,从而维持良好的口腔卫生状况。对于机体衰弱和(或)存在功能障碍的病人,护士需根据其病情及自理能力,协助完成口腔护理。良好的口腔护理可保持口腔清洁,预防感染,促进口腔正常功能的恢复,从而提高病人生活质量。

一、评估

口腔评估的目的是确定病人现存或潜在的口腔卫生问题,以制订护理计划并提供恰当的护理措施,从而预防或减少口腔疾患的发生。

(一)口腔卫生及清洁状况

口腔卫生状况的评估包括口唇、口腔黏膜、牙龈、牙齿、舌、腭、唾液及口腔气味等。此外,评估病人日常口腔清洁习惯,如刷牙、漱口或清洁义齿的方法、次数及清洁程度等。

(二)自理能力

评估病人完成口腔清洁活动的自理能力,分析和判断是否存在自理缺陷及自理缺陷表现在哪些方面,由此制定协助其完成口腔清洁活动的护理方案。

(三)对口腔卫生保健知识的了解程度

评估病人对保持口腔卫生重要性的认识程度及预防口腔疾患等相关知识的了解程度,如刷牙方法、口腔清洁用具的选用、牙线使用方法、义齿的护理,以及影响口腔卫生的因素等。

为病人进行口腔护理前,应对病人的口腔卫生状况、自理能力及口腔卫生保健知识水平进行全面评估。评估时,可采用口腔护理评估表(表5-1),将口腔卫生状况分为好、一般和差,分别记为1分、2分和3分。总分为各项目之和,分值范围为12~36分。分值越高,表明病人口腔卫生状况越差,越需加强口腔卫生护理。

表 5-1　口腔护理评估表

项目	1分	2分	3分
唇	滑润,质软,无裂口	干燥,有少量痂皮,有裂口,有出血倾向	干燥,有大量痂皮,有裂口,有分泌物,易出血
黏膜	湿润,完整	干燥,完整	干燥,黏膜破损或有溃疡面
牙龈	无出血及萎缩	轻微萎缩,出血	有萎缩,容易出血、肿胀
牙/义齿	无龋齿,义齿合适	无龋齿,义齿不合适	有许多空洞,有裂缝,义齿不合适,齿间流脓液
牙垢/牙石	无牙垢或有少许牙石	有少量至中量牙垢或中量牙石	大量牙垢或牙石
舌	湿润,少量舌苔	干燥,有中量舌苔	干燥,有大量舌苔或覆盖黄色舌苔
腭	湿润,无或有少量碎屑	干燥,有少量或中量碎屑	干燥,有大量碎屑
唾液	中量,透明	少量或过多量	半透明或黏稠
气味	无味或有难闻气味	有刺鼻气味	
损伤	无	唇有损伤	口腔内有损伤
自理能力	完全自理	部分依赖	完全依赖
健康知识	大部分知识来自实践,刷牙有效,使用牙线清洁牙齿	有些错误观念,刷牙有效,未使用牙线清洁牙齿	有许多错误观念,很少清洁口腔,刷牙无效,未使用牙线清洁牙齿

（四）口腔特殊问题

评估病人是否存在特殊口腔问题。佩戴义齿者,取下义齿前观察义齿佩戴是否合适,有无连接过紧,说话时是否容易滑下;取下义齿后观察义齿内套有无结石、牙斑及食物残渣等,检查义齿表面有无破损和裂痕等。因口腔或口腔附近的治疗、手术等原因佩戴特殊装置或管道者,应注意评估佩戴状况、对口腔功能的影响及是否存在危险因素。

二、口腔的清洁护理

(一) 口腔卫生指导

指导病人养成良好的口腔卫生习惯,定时检查病人口腔卫生情况,提高口腔保健水平。对病人口腔卫生给予如下指导:

1. 正确选择和使用口腔清洁用具

牙刷是清洁口腔的必备工具,选择时应尽量选用刷头较小且表面平滑、刷柄扁平而直、刷毛质地柔软且疏密适宜的牙刷。不可使用已磨损的牙刷或硬毛牙刷,不仅清洁效果欠佳,且易导致牙齿磨损及牙龈损伤。牙刷在使用间隔应保持清洁和干燥,至少每隔三个月更换一次。牙膏可根据需要选择含氟或药物牙膏等无腐蚀性牙膏,以免损伤牙齿。

2. 采用正确的刷牙方法

刷牙可清除食物残渣,有效减少牙齿表面与牙龈边缘的牙菌斑,而且具有按摩牙龈的作用,有助于减少口腔环境中的致病因素,增强组织抗病能力。刷牙通常于晨起和就寝前进行,每次餐后也建议刷牙。目前提倡的刷牙方法有颤动法和竖刷法。颤动法是将牙刷毛面与牙齿呈45°角,刷头指向牙龈方向,使刷毛进入龈沟和相邻牙缝内,作短距离的快速环形颤动(图 5-1A)。每次只刷2~3 颗牙齿,刷完一个部位再刷相邻部位。刷前排牙齿内面时,用刷毛顶部以环形颤动方式刷洗(图 5-1B);刷咬合面时,将刷毛压在咬合面上,使毛端深入裂沟区做短距离的前后来回颤动(图 5-1C)。竖刷法是将牙刷刷毛末端置于牙龈和牙冠交界处,沿牙齿方向轻微加压,并沿牙缝纵向刷洗。需要注意的是,避免采用横刷法,即刷牙时作左右方向拉锯式动作,此法可损害牙体与牙周组织。每次刷牙时间不应少于3分钟。刷完牙齿后,再由内向外刷洗舌面,以清除食物碎屑和减少致病菌(图5-1D)。协助病人刷牙时,可嘱其伸出舌头,握紧牙刷并与舌面呈直角,用较小力量先刷向舌面尖端,再刷舌的两侧面。而后嘱病人彻底漱口,清除口腔内的食物碎屑和残余牙膏。必要时可重复刷洗和漱口,直至口腔完全清洁。最后用清水洗净牙刷,甩去多余水分后控干,待用。

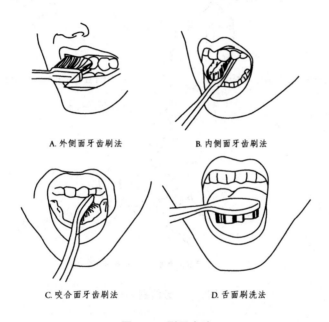

A.外侧面牙齿刷法　　　　　　B.内侧面牙齿刷法

C.咬合面牙齿刷法　　　　　　D.舌面刷洗法

图5-1　刷牙方法

3.正确使用牙线

牙线可清除牙间隙食物残渣,去除齿间牙菌斑,预防牙周病。尼龙线、丝线及涤纶线均可作牙线材料(图5-2A、5-2B)。建议每日使用牙线剔牙两次,餐后立即进行效果更佳。

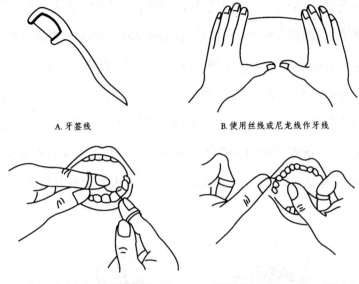

A. 牙签线　　　　　　　　　　　　B. 使用丝线或尼龙线作牙线

C. 拉锯式将牙线嵌入牙间隙，清洁下牙　　　D. 拉锯式将牙线嵌入牙间隙，清洁上牙

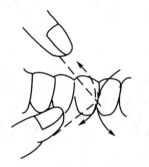

E. 将牙线用力弹出，每个牙缝反复数次

图 5-2　牙线剔牙法

　　具体操作方法是将牙线两端分别缠于双手食指或中指，以拉锯式将其嵌入牙间隙(图 5-2C—D)。拉住牙线两端使其呈"C"形，滑动牙线至牙龈边缘，绷紧牙线，沿一侧牙面前后移动以清洁牙齿侧面，然后用力弹出，再换另一侧，反复数次直至牙面清洁或将嵌塞食物清除(图 5-2E)。使用牙线后，需彻底漱口以清除口腔内的碎屑。操作中注意对牙齿侧面施加压力时，施力要轻柔，切忌将牙线猛力下压而损伤牙龈。

（二）义齿的清洁护理

牙齿缺失者通过佩戴义齿可促进食物咀嚼,便于交谈,维持良好的口腔外形和个人外观。日间佩戴义齿,因其会积聚食物碎屑、牙菌斑及牙石,故应在餐后取下义齿进行清洗,其清洗方法与刷牙法相同。夜间休息时,应将义齿取下,使牙龈得到充分休息,防止细菌繁殖,并按摩牙龈。当病人不能自行清洁口腔时,护士应协助病人完成义齿的清洁护理。操作时护士戴手套,取下义齿,清洁义齿并进行口腔护理。取下的义齿应浸没于贴有标签的冷水杯中,每日换水一次。注意勿将义齿浸于热水或乙醇中,以免变色、变形及老化。佩戴义齿前,护士应协助病人进行口腔清洁,并保持义齿湿润以减少摩擦。

（三）特殊口腔护理

对于高热、昏迷、危重、禁食、鼻饲、口腔疾患、术后及生活不能自理的病人,护士应遵医嘱给予特殊口腔护理,一般每日 2~3 次。如病情需要,应酌情增加次数。

【目的】

（1）保持口腔清洁、湿润,预防口腔感染等并发症。

（2）去除口腔异味,促进食欲,确保病人舒适。

（3）评估口腔变化(如黏膜、舌苔及牙龈等),提供病人病情动态变化的信息。

【操作前准备】

1.评估病人并解释

（1）评估:病人的年龄、病情、意识、心理状态、自理能力、配合程度及口腔卫生状况。

(2)解释：向病人及家属解释口腔护理的目的、方法、注意事项及配合要点。

2.病人准备

(1)了解口腔护理的目的、方法、注意事项及配合要点。

(2)取舒适、安全且易于操作的体位。

3.环境准备

宽敞,光线充足或有足够的照明。

4.护士准备

衣帽整洁,修剪指甲,洗手、戴口罩。

5.用物准备

(1)治疗车上层：治疗盘内备口腔护理包(内有治疗碗或弯盘盛棉球、弯盘、弯止血钳2把、压舌板)、水杯(内盛漱口溶液)、吸水管、棉签、液体石蜡、手电筒、纱布数块、治疗巾及口腔护理液(表5-2)。治疗盘外备手消毒液。必要时备开口器和口腔外用药(常用的有口腔溃疡膏、西瓜霜、维生素 B_2 粉末等)。

表5-2　常用口腔护理液

名称	浓度	作用及适用范围
生理盐水		清洁口腔,预防感染
氯己定溶液	0.02%	清洁口腔,广谱抗菌
甲硝唑溶液	0.08%	适用于厌氧菌感染
过氧化氢溶液	1%～3%	防腐、防臭,适用于口腔感染有溃烂、坏死组织者

名称	浓度	作用及适用范围
复方硼酸溶液 (朵贝尔溶液)		轻度抑菌、除臭
碳酸氢钠溶液	1%~4%	属碱性溶液,适用于真菌感染
呋喃西林溶液	0.02%	清洁口腔,广谱抗菌
醋酸溶液	0.1%	适用于铜绿假单胞菌感染
硼酸溶液	2%~3%	酸性防腐溶液,有抑制细菌的作用

(2)治疗车下层:生活垃圾桶、医用垃圾桶。

除上述传统口腔护理液外,新型的口腔护理液包括口泰(即复方氯己定,其主要成分为葡萄糖酸氯己定和甲硝唑)、活性银离子抗菌液、含碘消毒剂(如1%聚烯吡酮碘液)以及中药口腔护理液等。选择适当的口腔护理液,对保持口腔清洁、湿润及减少口腔定植菌数量至关重要。但目前临床上口腔护理液种类繁多,效果评价尚不统一。在实际工作中,需要根据病人具体情况(如口唇有无干裂、黏膜有无溃疡、口腔气味等)和不同口腔护理液的作用进行合理选择。

【操作步骤】

见表5-3。

表5-3 特殊口腔护理的操作步骤

步骤	要点与说明
1.核对 备齐用物,携至病人床旁,核对病人床号、姓名、腕带	便于操作 确认病人

步骤	要点与说明
2. 体位　协助病人侧卧或仰卧,头偏向一侧,面向护士	便于分泌物及多余水分从口腔内流出,防止反流造成误吸 使病人移近护士,利于护士操作时节力
3. 铺巾置盘　铺治疗巾于病人颈下,置弯盘于病人口角旁(图5-3)	防止床单、枕头及病人衣服被浸湿
4. 润湿清点棉球　倒漱口液,润湿并清点棉球数量	
5. 湿润口唇	防止口唇干裂者直接张口时破裂出血
6. 漱口　协助病人用吸水管吸水漱口	
7. 口腔评估　嘱病人张口,护士一手持手电筒,一手持压舌板观察口腔情况。昏迷病人或牙关紧闭者可用开口器协助张口	便于全面观察口腔内状况(溃疡、出血点及特殊气味) 开口器应从臼齿处放入,牙关紧闭者不可使用暴力使其张口,以免造成损伤 有活动义齿者,取下义齿并用冷水刷洗,浸于冷水中备用
8. 按顺序擦拭　用弯止血钳夹取含有口腔护理液的棉球,拧干	棉球应包裹止血钳尖端,防止钳端直接触及口腔黏膜和牙龈
(1)嘱病人咬合上、下齿,用压舌板撑开左侧颊部,纵向擦洗牙齿左外侧面,由臼齿洗向门齿。同法擦洗牙齿右外侧面	止血钳须夹紧棉球,每次一个,防止棉球遗留在口腔内 擦洗动作应轻柔,特别是对凝血功能障碍的病人,应防止碰伤黏膜和牙龈

续 表

步骤	要点与说明
(2)嘱病人张开上、下齿,擦洗牙齿左上内侧面、左上咬合面、左下内侧面、左下咬合面,弧形擦洗左侧颊部。同法擦洗右侧牙齿	棉球不可重复使用,一个棉球擦洗一个部位 棉球不可过湿,以不能挤出液体为宜,防止因水分过多造成误吸
(3)擦洗舌面、舌下及硬腭部	勿过深,以免触及咽部引起恶心
(4)擦洗完毕,再次清点棉球数量	防止棉球遗留口腔
9. 再次漱口　协助病人再次漱口,纱布擦净口唇	维持口腔清爽 有义齿者,协助病人佩戴义齿
10. 再次评估口腔状况	确定口腔清洁是否有效
11. 润唇　口唇涂液体石蜡或润唇膏,酌情涂药	防止口唇干燥、破裂 如口腔黏膜有溃疡,局部用药
12. 操作后处理	
(1)撤去弯盘及治疗巾	
(2)协助病人取舒适卧位,整理床单位	确保病人舒适、安全
(3)整理用物	弃口腔护理用物于医用垃圾桶内
(4)洗手	减少致病菌传播
(5)记录	记录口腔异常情况及护理效果

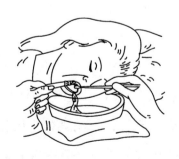

图 5-3　特殊口腔护理

【注意事项】

(1)昏迷病人禁止漱口,以免引起误吸。

(2)观察口腔时,对长期使用抗生素和激素的病人,应注意观察口腔内有无真菌感染。

(3)传染病病人的用物需按消毒隔离原则进行处理。

【健康教育】

(1)向病人解释保持口腔卫生的重要性。

(2)介绍口腔护理相关知识,并根据病人存在的问题进行针对性指导。

第二节　头发护理

头发护理是个体日常卫生护理的重要内容之一。有效的头发护理可维持良好的外观,维护个人形象、保持良好心态及增强自信;而且梳理和清洁头发,可清除头皮屑和灰尘,保持头发清洁,减少感染机会。同时,梳头可按摩头皮,促进头部血液循环,增加上皮细胞营养,促进头发生长。对于病情较重、自我完成头发护理受限的病人,护士应予以适当协助。

一、评估

(一)头发与头皮状况

观察头发的分布、疏密、长度、颜色、韧性与脆性及清洁状况,注意观察头发有无光泽、发质是否粗糙及尾端有无分叉;观察头皮有无头皮屑、抓痕、擦伤及皮疹等情况,并询问病人头皮有无瘙痒。健康的头发应清洁、有光泽、浓密适度、分布均匀;头皮应清洁、无头皮屑、无损伤。头发的生长和脱落与机体营养状况、内分泌状况、遗传因素、压力及某些药物的使用等因素有关。

（二）头发护理知识及自理能力

评估病人及家属对头发清洁护理相关知识的了解程度,病人的自理能力等。

（三）病人的病情及治疗情况

评估是否存在因患病或治疗妨碍病人头发清洁的因素。

多数病人可自行完成头发的清洁护理,但患病或身体衰弱会妨碍个体进行日常的头发清洁,导致头发清洁度降低。对于长期卧床、关节活动受限、肌肉张力降低或共济失调的病人,护士应协助其完成头发的清洁和梳理。护士在协助病人进行头发护理时,应尊重病人的个人习惯,调整护理方法以适应病人需要。

二、头发的清洁护理

（一）床上梳头

【目的】

(1)去除头皮屑和污秽,保持头发清洁,减少感染机会。
(2)按摩头皮,促进头部血液循环,促进头发生长和代谢。
(3)维护病人自尊,增加病人自信,建立良好护患关系。

【操作前准备】

1.评估病人并解释

(1)评估:病人的年龄、病情、意识、自理能力及配合程度;头发及头皮状态;日常梳洗习惯。

(2)解释:向病人及家属解释梳头的目的、方法、注意事项及配合要点。

2.病人准备

(1)了解梳头的目的、方法、注意事项及配合要点。

(2)根据病情,采取平卧位、坐位或半坐卧位。

3.环境准备

宽敞,光线充足或有足够的照明。

4.护士准备

衣帽整洁,修剪指甲,洗手,戴口罩。

5.用物准备

治疗盘内备梳子、治疗巾、纸袋。必要时备发夹、橡皮圈(套)、30%乙醇。治疗盘外备手消毒液。治疗车下层备生活垃圾桶、医用垃圾桶。

【操作步骤】

见表5-4。

表5-4　头发的清洁护理操作步骤

步骤	要点与说明
1.核对　备齐用物,携至床旁,核对病人床号、姓名、腕带	便于操作 确认病人
2.体位　根据病情协助病人取平卧位、坐位或半坐卧位	若病人病情较重,可协助其取侧卧或平卧位,头偏向一侧
3.铺巾　坐位或半坐卧位病人,铺治疗巾于病人肩上;卧床病人,铺治疗巾于枕上	避免碎发和头皮屑掉落在枕头或床单上,保护床单位

步骤	要点与说明
4.梳头　将头发从中间分成两股,护士一手握住一股头发,一手持梳子,由发根梳向发梢	梳头时尽量使用圆钝齿的梳子,以防损伤头皮;如发质较粗或烫成卷发,可选用齿间较宽的梳子 如遇长发或头发打结不易梳理时,应沿发梢至发根方向梳理。可将头发绕在手指上,并用30%乙醇湿润打结处,再慢慢梳理开;避免过度牵拉,使病人感到疼痛
5.编辫　根据病人喜好,将长发编辫或扎成束	发辫不宜扎得太紧,以免引起疼痛
6.操作后处理	
(1)将脱落头发置于纸袋中,撤去治疗巾	将纸袋弃于生活垃圾桶内
(2)协助病人取舒适卧位,整理床单位	促进病人舒适,保持病室整洁
(3)整理用物	
(4)洗手	减少致病菌传播
(5)记录	记录执行时间及护理效果

【注意事项】

(1)护士为病人进行头发护理时,应注意病人个人喜好,尊重病人习惯。

(2)对于将头发编成辫的病人,每天至少将发辫松开一次,梳理后再编好。

(3)头发梳理过程中,可用指腹按摩头皮,促进头部血液循环。

【健康教育】

(1)指导病人了解经常梳理头发的重要性及掌握正确梳理头发的方法,促进头部血液循环和头发生长代谢,保持头发整齐和清洁。

(2)维持良好的个人外观,改善心理状态,保持乐观心情。

(二)床上洗头

洗头频率因人而异,以头发不油腻不干燥为度。对于出汗较多、皮脂分泌旺盛或头发上沾有各种污渍的病人,应酌情增加洗头次数。

根据病人病情、体力和年龄,可采用多种方式为病人洗头。身体状况好的病人,可在浴室内采用淋浴方法洗头;不能淋浴的病人,可协助病人坐于床旁椅上行床边洗头;卧床病人可行床上洗头。洗头时应以确保病人安全、舒适及不影响治疗为原则。长期卧床病人,应每周洗发一次。有头虱的病人,须经灭虱处理后再洗发。

护士在实际工作中可根据医院现有条件为病人行床上洗头,如采用马蹄形垫、扣杯法或洗头车等方法。

【目的】

(1)去除头皮屑和污物,清洁头发,减少感染机会。
(2)按摩头皮,促进头部血液循环及头发生长代谢。
(3)促进病人舒适,增进身心健康,建立良好护患关系。

【操作前准备】

1. 评估病人并解释

(1)评估:病人的年龄、病情、意识、心理状态、自理能力及配合程度;头发卫生状况。

(2)解释:向病人及家属解释床上洗头的目的、方法、注意事项及配合要点;询问病人是否需要排便。

2.病人准备

(1)了解床上洗头的目的、方法、注意事项及配合要点。

(2)按需给予便器,协助病人排便。

3.环境准备

移开床头桌、椅,关好门窗,调节室温。

4.护士准备

衣帽整洁,修剪指甲,洗手,戴口罩。

5.用物准备

(1)治疗盘内备:橡胶单、浴巾、毛巾、别针、眼罩或纱布、耳塞或棉球(以不吸水棉球为宜)、量杯、洗发液、梳子。

(2)治疗盘外备:橡胶马蹄形卷或自制马蹄形垫、水壶(内盛热水,水温略高于体温,以不超过40℃为宜)、脸盆或污水桶、手消毒液,需要时可备电吹风。治疗车下层备生活垃圾桶、医用垃圾桶。扣杯式洗头法另备搪瓷杯、橡胶管。

【操作步骤】

见表5-5。

表5-5　床上洗头的操作步骤

步骤	要点与说明
1.核对　携用物至病人床旁,核对病人床号、姓名、腕带	便于操作 确认病人
2.围毛巾　松开衣领向内折,毛巾围于颈下,别针固定	
3.铺橡胶单　铺橡胶单和浴巾于枕上	保护床单、枕头及盖被不被沾湿

步骤	要点与说明
4. 体位	
▲马蹄形垫:床上洗头法(图 5-4)	如无马蹄形垫,可自制马蹄形卷替代(图 5-5)
协助病人取仰卧位,上半身斜向床边,枕垫于病人肩下。置马蹄形垫于病人后颈下,使病人颈部枕于马蹄形垫突起处,头部置于水槽中。马蹄形垫下端置于脸盆或污水桶中	防止水倒流
▲扣杯式床上洗头法(图 5-6)	
协助病人取仰卧位,枕垫于病人肩下。铺橡胶单和浴巾于病人头部位置。取脸盆一只,盆底放一条毛巾,倒扣搪瓷杯于盆底,杯上垫折成四折并外裹防水薄膜的毛巾。将病人头部枕于毛巾上,脸盆内置一根橡胶管,下接污水桶	利用虹吸原理,将污水引入桶内
▲洗头车床上洗头法(图 5-7)	
协助病人取仰卧位,上半身斜向床边,头部枕于洗头车的头托上,将接水盘置于病人头下	
5. 保护眼耳　用棉球或耳塞塞好双耳,用纱布或眼罩遮盖双眼	防止操作中水流入眼部和耳部
6. 洗发	
(1)松开头发,温水充分浸湿	确保水温合适,以病人感觉舒适为宜

步骤	要点与说明
（2）取适量洗发液于掌心,均匀涂抹于头发,由发际至脑后部	洗发液不宜直接涂抹干发后按摩头皮,防止洗发反复揉搓,同时用指腹轻轻按摩头皮液中的原料渗入皮肤而造成头皮伤害 揉搓力适中,避免指甲搔抓,以防损伤头皮 按摩可促进头部血液循环
（3）温水冲洗干净	若残留洗发液,会刺激头发和头皮,并使头发变得干燥
7. 擦干头发　解下颈部毛巾,擦去头发水分。取下眼罩和耳内棉球或耳塞。用毛巾包裹头发,擦干面部	及时擦干,避免病人着凉
8. 操作后处理	
（1）撤去洗发用物	
（2）将枕移向床头,协助病人取舒适体位	
（3）解下包头毛巾,浴巾擦干头发,梳理整齐。如有电吹风则吹干后梳理成型	
（4）协助病人取舒适卧位,整理床单位	确保病人舒适、整洁
（5）整理用物	
（6）洗手	减少致病菌传播
（6）记录	记录执行时间及护理效果

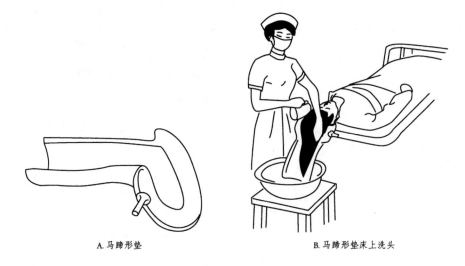

A. 马蹄形垫　　　　　　　　　　B. 马蹄形垫床上洗头

图 5-4　马蹄形垫床上洗头法

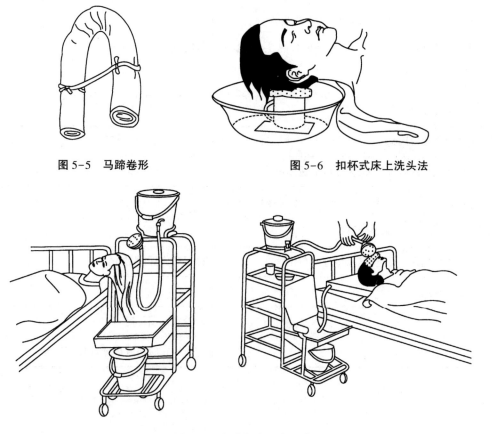

图 5-5　马蹄卷形　　　　　　　　图 5-6　扣杯式床上洗头法

图 5-7　洗头车床上洗头法

【注意事项】

(1)洗头过程中,随时观察病人病情变化,若面色、脉搏及呼吸有异常,应立即停止操作。

(2)护士为病人洗头时,正确运用人体力学原理,身体尽量靠近床边,保持良好姿势,避免疲劳。

(3)病情危重和极度衰弱病人不宜洗发。

(4)洗发时间不宜过久,避免引起病人头部充血或疲劳不适。

(5)洗发时注意调节室温和水温,避免打湿衣物和床铺,及时擦干头发,防止病人着凉。

(6)洗发时注意保持病人舒适体位,保护伤口及各种管路,防止水流入耳和眼。

【健康教育】

(1)告知病人经常洗头可保持头发卫生,促进头部血液循环和头发生长,并能保持良好的外观形象,维护自信。

(2)指导家属掌握卧床病人床上洗发的知识和技能。

第三节　皮肤护理

皮肤与其附属物构成皮肤系统。皮肤是人体最大的器官,由表皮、真皮及皮下组织组成。皮肤还包括由表皮衍生而来的附属器,如毛发、皮脂腺、汗腺和指(趾)甲等。完整的皮肤具有保护机体、调节体温、感觉、吸收、分泌及排泄等功能。维护皮肤清洁是保障人体健康的基本条件。

皮肤的新陈代谢迅速,其代谢产物如皮脂、汗液及表皮碎屑等与外界细菌和尘埃结合形成污垢,黏附于皮肤表面,如不及时清除,可刺激皮肤,降低皮肤抵抗力,以致破坏其屏障作用,成为细菌入侵的门户,造成各种感染。皮肤护理有助于维持身体的完整性,促进舒适,预防感染,防止压疮及其他并发症的发生;同时还可维护病人自身形象,促进康复。

一、评估

皮肤状况可反映个体健康状态。健康的皮肤温暖、光滑、柔嫩、不干燥、不油腻,且无发红、破损、肿块和其他疾病征象。自我感觉清爽、舒适/无任何刺激感,对冷、热及触摸等感觉良好。护士可通过视诊和触诊评估病人皮肤,作为病人一般健康资料和清洁护理的依据。护士在评估病人皮肤时,应仔细检查皮肤的颜色、温度、湿度、弹性及有无皮疹、出血点、紫癜、水肿和瘢痕等皮肤异常情况,以及皮肤的感觉和清洁度等。

(一)颜色

皮肤颜色与种族和遗传有关,受毛细血管分布、血红蛋白含量、皮肤厚度、皮下脂肪含量和皮肤色素含量等因素影响。因此,同一个人不同部位、不同生理及疾病状态、不同环境下,皮肤颜色也各不相同。临床上常见的异常皮肤颜色包括:

1. 苍白

皮肤苍白由贫血、末梢毛细血管痉挛或充盈不足所致,如寒冷、惊恐、休克、虚脱以及主动脉瓣关闭不全等。

2. 发红

皮肤发红由毛细血管扩张充血,血流加速、血量增加及红细胞含量增多所致。生理情况见于运动、饮酒后;病理情况见于发热性疾病,如肺炎球菌性肺炎、肺结核及猩红热等。

3. 发绀

皮肤呈青紫色,由于单位容积血液中还原血红蛋白含量增高所致,常见于口唇、耳廓、面颊和肢端。

4. 黄染

皮肤黏膜发黄称为黄染。常见原因如下:

(1)黄疸:由于血清内胆红素浓度增高致使皮肤黏膜发黄称为黄疸。当血清总胆红素浓度超过 34.2 μmol/L 时,可出现黄疸。其皮肤黄染特点是:①首先出现于巩膜、硬腭后部及软腭黏膜上,随胆红素浓度的继续增高,黏膜黄染更明显时,方出现皮肤黄染;②巩膜黄染呈连续性,近角巩膜缘处黄染轻、黄色淡,远角巩膜处黄染重、黄色深。

(2)胡萝卜素增高:因过多食用胡萝卜、南瓜、橘子导致血中胡萝卜素增高,当超过 2.5 g/L 时,可出现皮肤黄染。其皮肤黄染特点是:①首先出现于手掌、足底、前额及鼻部皮肤;②一般不出现巩膜和口腔黏膜黄染;③血中胆红素浓度不高;④停止食用富含胡萝卜素的蔬菜或果汁后,皮肤黄染逐渐消退。

(3)长期服用含有黄色素药物:如米帕林、呋喃类等药物可引起皮肤黄染。其皮肤黄染特点是:①首先出现于皮肤,严重者也可出现于巩膜;②巩膜黄染的特点是近角巩膜缘处黄染重,黄色深;离角巩膜缘越远,黄染越轻,黄色越淡,此点与黄疸相区别。

5. 色素沉着

由于皮肤基底层黑色素增多而导致局部或全身皮肤色泽加深。生理情况下,身体的外露部分以及乳头、腋窝、生殖器官、关节、肛门周围等处皮肤色素较深。若上述部位色素明显加深或其他部位出现色素沉着,则提示为病理征象。常见于慢性肾上腺皮质功能减退、肝硬化等。

6. 色素脱失

正常皮肤均含有一定的色素,当酪氨酸酶缺乏致使体内酪氨酸转化为多巴发生障碍,进而影响黑色素形成时,即可发生色素脱失。临床上常见的色素脱失见于白癜风、白斑和白化病。

(二)温度

皮肤温度有赖于真皮层循环血量,可提示有无感染和循环障碍。如局部炎症或全身发热时,循环血量增多,局部皮温增高;休克时,末梢循环差,皮温降低。另外,皮肤温度受室温影响,并伴随皮肤颜色变化。皮肤苍白表明环境较冷或有循环障碍;皮肤发红表明环境较热或有炎症存在。

(三)湿度

皮肤湿度与皮肤排泌功能有关。排泌功能由汗腺和皮脂腺完成,其中汗腺起主要作用。出汗多者皮肤湿润,出汗少者皮肤干燥。病理情况下出汗增多或无汗具有一定的诊断价值。手足皮肤发凉而大汗淋漓称为冷汗,见于休克和虚脱病人。

(四)弹性

皮肤弹性与年龄、营养状态、皮下脂肪及组织间隙所含液体量有关。儿童及青年皮肤紧致,富有弹性;中年以后皮肤组织逐渐松弛,弹性减弱;老年人皮肤组织萎缩,皮下脂肪减少,弹性减退。

检查皮肤弹性时,常选择手背或上臂内侧部位,以拇指和食指将皮肤提起,松手后若皮肤皱褶迅速平复为弹性正常,若皱褶平复缓慢为弹性减弱。皮肤弹性减弱常见于老年人、长期消耗性疾病病人或严重脱水者。

(五)其他

包括评估皮肤有无皮疹、皮下出血、皮下结节、水肿和瘢痕等皮肤异常情况,以及皮肤的感觉和清洁度等。

二、皮肤的清洁护理

(一)皮肤清洁卫生指导

1. 采用合理的清洁方法

清洁皮肤可去除皮肤污垢,刺激皮肤血液循环。同时,皮肤清洁可使个体感觉清新、放松,利于维持外观和增进自尊。因此,护士需指导病人采用合理的皮肤清洁方法。

洗浴频率应根据体力活动强度、是否出汗、个人习惯以及季节和环境变化特点适当调整。青壮年因体力活动强度大和皮脂分泌旺盛,可适当增加洗浴频率;老年人因代谢活动低下和皮肤干燥,洗浴频率不宜过频。出汗较多者,经常洗浴并保持皮肤干燥可防止因皮肤潮湿而致的皮肤破损;皮肤干燥者,应酌情减少沐浴次数。

洗浴方式取决于病人的年龄、活动能力、健康状况及个人习惯等。1 岁以下婴幼儿宜采用盆浴,独自站立行走后可采用淋浴。以清洁皮肤为目的,采用流动的水淋浴为佳;以放松或治疗为目的推荐盆浴。盆浴时一般先行淋浴,去掉污垢后再进入浴缸浸泡全身。妊娠 7 个月以上的孕妇禁用盆浴,淋浴时避免污水倒流而致感染。若病人活动受限,则护士为其进行床上擦浴。

洗浴时间控制在 10 分钟左右。空腹、饱食、酒后以及长时间体力或脑力活动后不宜马上洗浴,因上述情况可造成脑供血不足,严重时可引发低血糖,导致晕厥等意外发生。

无论病人采取何种洗浴方式,护士均应遵循以下原则:①提供私密空间。关闭门窗或拉上隔帘。若为病人擦浴时,只暴露正在擦洗的部位,注意适时遮盖身体其他部位,保护病人隐私。②保证安全。洗浴区域配备必要的安全措施,如防滑地面、扶手等;在离开病人床单位时,需妥善安放床栏(特别是不能自理或意识丧失病人);在临时离开病室时,应将呼叫器放于病人易取位置。③注意保暖。关闭门窗,控制室温,避免空气对流。皮肤潮湿时,空气对流易导致热量大量散失。洗浴过程中尽量减少病人身体暴露,避免病人着凉。④提高病人自理能力。鼓励病人尽可能参与洗浴过程,根据需要给予协助。⑤预测病人需求。事先将换洗的清洁衣服和卫生用品置于病人床边或浴室内。

2. 正确选择洗浴用品

洗浴用品包括浴液、浴皂、浴盐和啫喱等,护士应根据病人的皮肤状况、个人喜好及洗浴用品的性质选择。浴液、啫喱性质较温和,适合中、干性皮肤;浴皂、浴盐较适合偏油性皮肤。在考虑病人喜好时,对于病人不宜使用的洗浴用品需向病人讲明原因,劝导病人避免使用,同时取得病人理解。

(二)淋浴和盆浴

病情较轻,能够自行完成洗浴的病人可采用淋浴或盆浴。根据病人年龄、需要和病情选择洗浴方式,确定洗浴频率和洗浴时间,并根据病人自理能力适当予以协助。

【目的】

(1)去除皮肤污垢,保持皮肤清洁,促进身心舒适,增进健康。

(2)促进皮肤血液循环,增强皮肤排泄功能,预防感染和压疮等并发症发生。

(3)促进病人身体放松,增加病人活动机会。

(4)促进护患交流,增进护患关系。

【操作前准备】

1. 评估病人并解释

(1)评估:病人的年龄、病情、意识、心理状态、自理能力及配合程度;皮肤情况和日常洗浴习惯。

(2)解释:向病人及家属解释洗浴的目的、方法、注意事项。

2. 病人准备

(1)了解洗浴的目的、方法及注意事项。

(2)根据需要协助病人排便。

3. 环境准备

调节室温至 22 ℃以上,水温以皮肤温度为准,夏季可略低于体温,冬季可略高于体温。

4. 护士准备

衣帽整洁,修剪指甲,洗手,戴口罩。

5. 用物准备

发液、清洁衣裤、脸盆、毛巾、浴巾、浴皂(根据皮肤情况选择酸、碱度适宜的洗浴用品)、洗拖鞋、手消毒液。治疗车下层备生活垃圾桶、医用垃圾桶。

【操作步骤】

见表5-6。

表 5-6　淋浴和盆浴的操作步骤

步骤	要点与说明
1. 核对　备齐用物携至床旁,核对病人床号、姓名、腕带,询问病人有无特殊用物需求	便于操作 确认病人
2. 备物　检查浴盆或浴室是否清洁,浴室放置防滑垫。协助病人准备洗浴用品,放于浴盆或浴室内易取处	防止致病菌传播 防止病人在取用物时出现意外性跌倒
3. 指导　协助病人入浴室。嘱病人穿好浴衣和拖鞋。指导病人调节冷、热水开关及使用浴室呼叫器。嘱病人进、出浴室时扶好安全把手。浴室勿闩门,将"正在使用"标记挂于浴室门外	防止病人出现意外性跌倒 避免病人受凉或意外性烫伤 防止病人滑倒或跌倒 发生意外时护士能及时入内 在确保安全的前提下,保护病人隐私
4. 洗浴　病人洗浴时,护士应在可呼唤到的地方,并每隔 5 分钟检查病人情况,观察病人在沐浴过程中的反应	必要时可在旁守护,防止病人发生意外 确保病人安全 当病人使用呼叫器时,护士应先敲门再进入浴室,以保护病人隐私
5. 操作后处理	
(1)根据情况协助病人擦干皮肤,穿好清洁衣裤和拖鞋	保暖,防止病人受凉 如病人采用盆浴,根据情况协助病人移出浴盆
(2)协助病人回病室,取舒适卧位	促进病人浴后身体放松
(3)清洁浴盆或浴室,将用物放回原处。将"未用"标记挂于浴室门外	防止致病菌通过潮湿物品传播
(4)洗手	减少致病菌传播
(5)记录	记录执行时间及护理效果

【注意事项】

（1）洗浴应在进食 1 小时后进行，以免影响消化功能。

（2）盆浴浸泡时间不应超过 10 分钟，浸泡过久易导致疲倦。

（3）向病人解释呼叫器的使用方法，嘱病人如在洗浴过程中感到虚弱无力、眩晕，应立即呼叫帮助。

（4）若遇病人发生晕厥，应立即将病人抬出、平卧、保暖，通知医生并配合处理。

（5）传染病病人应根据病情和隔离原则进行洗浴。

【健康教育】

（1）指导病人经常检查皮肤卫生情况，确定洗浴频率和方法。

（2）指导病人根据个人皮肤耐受情况选择洗浴用品。

（3）指导病人洗浴时预防意外跌倒和晕厥的方法。

（三）床上擦浴

床上擦浴适用于病情较重、长期卧床、制动或活动受限（如使用石膏、牵引）及身体衰弱而无法自行洗浴的病人。

【目的】

（1）—（4）同淋浴和盆浴。

（5）观察病人一般情况，活动肢体，防止肌肉挛缩和关节僵硬等并发症发生。

【操作前准备】

1. 评估病人并解释

(1)评估:病人的年龄、病情、意识、心理状态、自理能力及配合程度;皮肤完整性及清洁度;伤口及引流管情况。

(2)解释:向病人及家属解释床上擦浴的目的、方法、注意事项及配合要点。询问病人是否需要排便。

2. 病人准备

(1)了解床上擦浴的目的、方法、注意事项及配合要点。

(2)病情稳定,全身状况较好。

(3)根据需要排便。

3. 环境准备

调节室温在 24 ℃以上,关闭门窗,拉上窗帘或使用屏风遮挡。

4. 护士准备

衣帽整洁,修剪指甲,洗手,戴口罩。

5. 用物准备

(1)治疗车上层:浴巾 2 条、毛巾 2 条、浴皂、小剪刀、梳子、浴毯、按摩油/膏/乳、护肤用品(润肤剂、爽身粉)。脸盆 2 个、清洁衣裤和被服、手消毒液。

(2)治疗车下层:水桶 2 个(一桶盛热水,按年龄、季节和个人习惯调节水温;另一桶盛污水)、便盆及便盆巾、生活垃圾桶、医用垃圾桶。

【操作步骤】

见表 5-7。

表 5-7　床上擦浴的操作步骤

步骤	要点与说明
1. 核对　备齐用物携至床旁,将用物置于易取、稳妥处。核对病人床号、姓名、腕带,询问病人有无特殊用物需求	便于操作 确认病人
2. 按需要给予便器	温水擦洗时易引起病人排尿和排便反射
3. 关闭门窗,屏风遮挡	防止病人着凉 保护病人隐私
4. 体位　协助病人移近护士,取舒适卧位,并保持身体平衡	确保病人舒适,同时避免操作中护士身体过度伸展,减少肌肉紧张和疲劳
5. 盖浴毯　根据病情放平床头及床尾支架,松开盖被,移至床尾。浴毯遮盖病人	移去盖被可防止洗浴时弄脏或浸湿盖被浴毯用于保暖和维护病人隐私
6. 备水　将脸盆和浴皂放于床旁桌上,倒入适量温水	温水可促进病人身体舒适和肌肉放松,避免受凉
7. 擦洗面部和颈部	
(1)将一条浴巾铺于病人枕上,另一条浴巾盖于病人胸部。将毛巾叠成手套状,包于护士手上(图 5-8)。将包好的毛巾放入水中,彻底浸湿	避免擦浴时弄湿床单和盖被 毛巾折叠可保持擦浴时毛巾温度,避免毛巾边缘过凉刺激病人皮肤
(2)温水擦洗病人眼部,由内眦至外眦,使用毛巾不同部位轻轻擦干眼部	避免使用浴皂,以免引起眼部刺激症状 避免交叉感染 防止眼部分泌物进入鼻泪管

步骤	要点与说明
(3)按顺序洗净并擦干前额、面颊、鼻翼、耳后、下颌直至颈部。根据病人情况和习惯使用浴皂	注意擦净耳廓、耳后及皮肤皱褶处 面部皮肤比身体其他部位皮肤更容易暴露于外界,浴皂易使面部皮肤干燥 除眼部外,其他部位一般采用清水和浴皂各擦洗一遍后,再用清水擦净及浴巾擦干的顺序擦洗
8. 擦洗上肢和手	
(1)为病人脱去上衣,盖好浴毯。先脱近侧,后脱远侧。如有肢体外伤或活动障碍,应先脱健侧,后脱患侧	充分暴露擦洗部位,便于擦浴 先脱健侧便于操作,避免患侧关节过度活动
(2)移去近侧上肢浴毯,将浴巾纵向铺于病人上肢下面	
(3)将毛巾涂好浴皂,擦洗病人上肢,直至腋窝,而后用清水擦净,浴巾擦干	从远心端向近心端擦洗 擦洗皮肤时,力量适度,以能够刺激肌肉组织并促进皮肤血液循环为宜 注意洗净腋窝等皮肤皱褶处 碱性残留液可破坏皮肤正常菌群生长 皮肤过湿可致皮肤变软,易引起皮肤破损
(4)将浴巾对折,放于病人床边处。置脸盆于浴巾上。协助病人将手浸于脸盆中,洗净并擦干。根据情况修剪指甲。操作后移至对侧,同法擦洗对侧上肢	浸泡可软化皮肤角质层,便于清除指甲下污垢
9. 擦洗胸、腹部	
(1)根据需要换水,测试水温	

续　表

步骤	要点与说明
(2)将浴巾盖于病人胸部,将浴毯向下折叠至病人脐部。护士一手掀起浴巾一边,用另一包有毛巾的手擦洗病人胸部。擦洗女性病人乳房时应环形用力,注意擦净乳房下皮肤皱褶处。必要时,可将乳房抬起以擦洗皱褶处皮肤。彻底擦干胸部皮肤	减少病人身体不必要的暴露,保护病人隐私,并避免着凉 皮肤分泌物和污物易沉积于皱褶处 临近分晚孕妇需用毛巾轻柔擦洗乳头,增强乳头皮肤的韧性,为哺乳做好准备。但应注意避免过度摩擦诱发刺激宫缩
(3)将浴巾纵向盖于病人胸、腹部(可使用两条浴巾)。将浴毯向下折叠至会阴部。护士一手掀起浴巾一边,用另一包有毛巾的手擦洗病人腹部一侧,同法擦洗腹部另一侧。彻底擦干腹部皮肤	保护病人隐私,防止身体受凉 注意洗净脐部和腹股沟处的皮肤皱褶
10. 擦洗背部	
(1)协助病人取侧卧位,背向护士。将浴巾纵向铺于病人身下	暴露背部和臀部,便于擦洗
(2)将浴毯盖于病人肩部和腿部	保暖,减少身体不必要暴露
(3)依次擦洗后颈部、背部至臀部	因臀部和肛门部位皮肤皱褶处常有粪便,易于细菌滋生,因此要注意擦净臀部和肛门部位皮肤皱褶
(4)进行背部按摩(见背部按摩护理)	
(5)协助病人穿好清洁上衣。先穿对侧,后穿近侧。如有肢体外伤或活动障碍,先穿患侧,后穿健侧	确保病人温暖、舒适 先穿患侧,可减少肢体关节活动,便于操作
(6)将浴毯盖于病人胸、腹部。换水	防止微生物从肛门传播到会阴部
11. 擦洗下肢、足部及会阴部	

步骤	要点与说明
(1)协助病人平卧	
(2)将浴毯撤至床中线处,盖于远侧腿部,确保遮盖会阴部位。将浴巾纵向铺于近侧腿部下面	减少身体不必要暴露,保护病人隐私
(3)依次擦洗踝部、膝关节、大腿,洗净后彻底擦干	由远心端向近心端擦洗,促进静脉回流
(4)移盆于足下,盆下垫浴巾	
(5)一手托起病人小腿部,将足部轻轻置于盆内,浸泡后擦洗足部。根据情况修剪趾甲。彻底擦干足部。若足部过于干燥,可使用润肤剂	确保足部接触盆底,以保持稳定 浸泡可软化角质层 注意洗净并擦干趾间部位 润肤剂可保持皮肤湿润,软化皮肤
(6)护士移至床对侧。将浴毯盖于洗净腿,同法擦洗近侧下肢。擦洗后,浴毯盖好病人。换水	
(7)用浴巾盖好上肢和胸部,浴毯盖好下肢,只暴露会阴部。洗净并擦干会阴部(见本章第四节会阴部护理)	保护病人隐私
(8)协助病人穿好清洁裤子	
12.梳头　协助病人取舒适体位,为病人梳头	维护病人个人形象
13.操作后处理	
(1)整理床单位,按需更换床单	为病人提供清洁环境
(2)整理用物,放回原处	
(3)洗手	减少致病菌传播
(4)记录	记录执行时间及护理效果

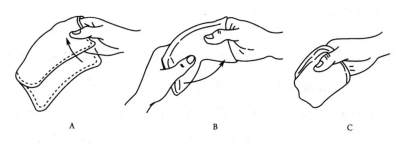

图 5-8　包毛巾法

【注意事项】

(1)擦浴时应注意病人保暖,控制室温,随时调节水温,及时为病人盖好浴毯。天冷时可在被内操作。

(2)操作时动作敏捷、轻柔,减少翻动次数。通常于 15~30 分钟内完成擦浴。

(3)擦浴过程中应注意观察病人病情变化及皮肤情况,如出现寒战、面色苍白、脉速等征象,应立即停止擦浴,并给予适当处理。

(4)擦浴时注意保护病人隐私,减少身体不必要的暴露。

(5)擦浴过程中,注意遵循节时省力原则。

(6)擦浴过程中,注意保护伤口和引流管,避免伤口受压、引流管打折或扭曲。

【健康教育】

(1)向病人及家属讲解皮肤护理的意义、方法及进行床上擦浴时的注意事项。

(2)教育并指导病人经常观察皮肤,预防感染和压疮等并发症发生。

（四）背部按摩

背部按摩通常于病人洗浴后进行。背部按摩可促进背部皮肤的血液循环，观察病人皮肤有无破损迹象，并提供护患沟通渠道。行背部按摩前应先了解病人病情，确定有无背部按摩的禁忌证，如背部手术或肋骨骨折病人禁止进行背部按摩。行背部按摩时，可通过减少噪声和确保病人舒适的方法，促进病人放松。

【目的】

(1)促进皮肤血液循环，预防压疮等并发症发生。

(2)观察病人一般情况、皮肤有无破损。

(3)满足病人身心需要，增进护患关系。

【操作前准备】

1.评估病人并解释

(1)评估：病人的年龄、病情、意识、心理状态、合作程度及背部皮肤状况。

(2)解释：向病人及家属解释背部按摩的目的、方法、注意事项及配合要点。

2.病人准备

(1)了解背部按摩的目的、方法、注意事项及配合要点。

(2)病情稳定，全身状况较好。

3.环境准备

关闭门窗，调节室温在 24 ℃以上，拉上窗帘或使用屏风遮挡。

4.护士准备

衣帽整洁，修剪指甲，洗手，戴口罩。

5.用物准备

毛巾、浴巾、按摩油/膏/乳、脸盆(内盛温水)、手消毒液。治疗车下层备生活垃圾桶、医用垃圾桶。

【操作步骤】

见表5-8。

表 5-8　背部按摩的操作步骤

步骤	要点与说明
1.核对　备齐用物携至床旁,核对病人床号、姓名、腕带	便于操作,确认病人
2.备水　将盛有温水的脸盆置于床旁桌或椅上	
3.体位　协助病人取俯卧位或侧卧位,背向操作者	利于背部按摩。同时保护病人隐私,利于病人放松
4.按摩	
▲俯卧位背部按摩	
(1)铺浴巾:暴露病人背部、肩部、上肢及臀部,将身体其他部位用盖被盖好。将浴巾纵向铺于病人身下	减少不必要的身体暴露 防止液体浸湿床单
(2)清洁背部:用毛巾依次擦洗病人的颈部、肩部、背部及臀部	
(3)全背按摩:两手掌蘸少许按摩油/膏/乳,用手掌大、小鱼际以环形方式按摩。从骶尾部开始,沿脊柱两侧向上按摩至肩部,按摩肩胛部位时应用力稍轻;再从上臂沿背部两侧向下按摩至髂嵴部位(图5-9)。如此有节律地按摩数次	促进肌肉组织放松 促进皮肤血液循环 按摩持续至少3分钟

续　表

步骤	要点与说明
(4)用拇指指腹蘸按摩油/膏/乳,由骶尾部开始沿脊柱旁按摩至肩部、颈部,再继续向下按摩至骶尾部	促进皮肤血液循环
(5)用手掌大、小鱼际蘸按摩油/膏/乳紧贴皮肤按摩其他受压处,按向心方向按摩,力度由轻至重,再由重至轻	按摩 3~5 分钟
(6)背部轻叩 3 分钟	
▲侧卧位背部按摩	
(1)同俯卧位背部按摩(1)—(6)	
(2)协助病人转向另一侧卧位,按摩另一侧髋部	
5.更换衣服　撤去浴巾,协助病人穿衣	
6.操作后处理	
(1)协助病人取舒适卧位	促进病人放松,增加背部按摩效果
(2)整理床单位	
(3)整理用物	
(4)洗手	减少致病菌传播
(5)记录	记录执行时间及护理效果

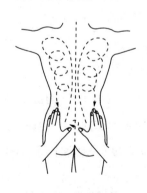

图 5-9　背部按摩

【注意事项】

(1)操作过程中,注意监测病人生命体征,如有异常应立即停止操作。

(2)护士在操作时,应遵循人体力学原则,注意节时省力。

(3)按摩力量适中,避免用力过大造成皮肤损伤。

【健康教育】

(1)向病人及家属进行健康宣教,讲解背部按摩对预防压疮发生的重要性。

(2)指导病人经常自行检查皮肤;于卧位或坐位时采用减压方法,对受压处皮肤进行合理按摩;并有计划、适度地活动全身。

(3)教育病人保持皮肤及床褥的清洁卫生,鼓励病人及家属积极参与自我护理。

三、压疮的预防与护理

压疮是长期卧床病人或躯体移动障碍病人皮肤易出现的最严重问题,具有发病率高、病程发展快、难以治愈及治愈后易复发的特点,一直是医疗和护理领域的难题,引起医疗机构的广泛关注。

压疮是指身体局部组织长期受压,血液循环障碍,局部组织持续缺血、缺氧,营养缺乏,致使皮肤失去正常功能而引起的局限性组织破损和坏死,通常位于骨隆突处,由压力(包括压力联合剪切力)所致。

压疮本身并不是原发疾病,大多是由于其他原发病未能很好地护理而造成的皮肤损伤。一旦发生压疮,不仅给病人带来痛苦、加重病情及延长疾病康复的时间,严重时还会因继发感染引起败血症而危及生命。因此,必须加强病人皮肤护理,预防和减少压疮发生。虽然近年来医疗护理服务水平已有很大提高,但从全球范围看,压疮的发病率并无下降趋势。目前将压疮患病率和发生率作为监测压疮预防干预效果的标准。

(一)压疮发生的原因

压疮形成是一个复杂的病理过程,是局部和全身因素综合作用所引起的皮肤组织的变性和坏死。

1. 力学因素

压疮不仅由垂直压力引起,还可由摩擦力和剪切力引起,通常是 2~3 种力联合作用所导致。

(1)垂直压力:对局部组织的持续性垂直压力是引起压疮的最重要原因。当持续性垂直压力超过毛细血管压(正常为 16~32 mmHg)时,即可阻断毛细血管对组织的灌注,致使氧和营养物质供应不足,代谢废物排泄受阻,导致组织发生缺血、溃烂或坏死。压疮形成与压力强度和持续时间有密切关系。压力越大,持续时间越长,发生压疮的概率就越高。此外,压疮发生与组织耐受性有关,肌肉和脂肪组织因代谢活跃,较皮肤对压力更为敏感,因此最先受累且较早出现变性和坏死。垂直压力常见于长时间采用某种体位,如卧位、坐位者。

(2)摩擦力:是由两层相互接触的表面发生相对移动而产生。摩擦力作用于皮肤可损害皮肤的保护性角质层而使皮肤屏障作用受损,增加皮肤对压疮的敏感性。摩擦力主要来源于皮肤与衣、裤或床单表面逆行的阻力摩擦,尤其当床面不平整(如床单或衣裤有皱褶或床单有渣屑)时,皮肤受到的摩擦力会增加。病人在床上活动或坐轮椅时,皮肤随时可受到床单和轮椅表面的逆行阻力摩擦。搬运病人时,拖拉动作也会产生摩擦力而使病人皮肤受到损伤。皮肤擦伤后,受潮湿、污染而易发生压疮。

(3)剪切力:是由两层组织相邻表面间的滑行而产生的进行性相对移位所引起,由压力和摩擦力协同作用而成,与体位有密切关系。如半坐卧位时,骨骼及深层组织由于重力作用向下滑行,而皮肤及表层组织由于摩擦力的缘故仍停留在原位,从而导致两层组织间产生牵张而形成剪切力。剪切力发生时,因由筋膜下及肌肉内穿出供应皮肤的毛细血管被牵拉、扭曲、撕裂,阻断局部皮肤、皮下组织、肌层等全层组织的血液供应,引起血液循环障碍而发生深层组织坏死,形成剪切力性溃疡(图5-10)。由剪切力造成的严重伤害早期不易被发现,且多表现为口小底大的潜行伤口。当剪切力与压力共同作用时,阻断血流的作用将更加显著。

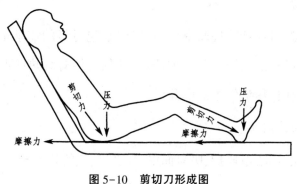

图5-10 剪切刀形成图

2. 局部潮湿或排泄物刺激

因大小便失禁、汗液、尿液及各种渗出引流液等引起的潮湿刺激导致皮肤浸渍、松软,削弱其屏障作用,致使皮肤易受剪切力和摩擦力等损伤。尤其是尿液和粪便中化学物质的刺激使皮肤酸碱度发生改变,致使表皮角质层的保护能力下降,皮肤组织破溃,容易继发感染。此外,必要的擦洗可进一步清除保护皮肤的天然润滑剂,致使皮肤易损性增加。

3. 营养状况

营养状况是影响压疮形成的重要因素。全身出现营养障碍时,营养摄入不足,蛋白质合成减少,出现负氮平衡,皮下脂肪减少,肌肉萎缩。一旦受压,骨隆突处皮肤要承受外界压力和骨隆突本身对皮肤的挤压力,受压处因缺乏肌肉和脂肪组织保护而容易引起血液循环障碍,出现压疮。过度肥胖者卧床时体重对皮肤的压力较大,因而容易发生压疮。

4. 年龄

老年人因老化过程导致皮肤在解剖结构、生理功能及免疫功能等方面均出现衰退现象,表现为皮肤松弛、干燥,缺乏弹性,皮下脂肪萎缩、变薄,皮肤抵抗力下降,对外部环境反应迟钝,皮肤血流速度下降且血管脆性增加,导致皮肤易损性增加。

5. 体温升高

体温升高时,机体新陈代谢率增高,组织细胞对氧的需求量增加。加之局部组织受压,使已有的组织缺氧更加严重。因此,伴有高热的严重感染病人存在组织受压情况时,压疮发生概率升高。

6. 医疗器械使用不当

因医疗器械,如心电监护、吸氧面罩、呼吸机、气管切开导管、各种约束装置及矫正器使用不当,可在医疗器械使用的部位产生压力和(或)造成局部温湿度改变,进而发生不同程度的压疮。因医疗器械固定使接触部位皮肤破损隐秘而难以被及时发现。

7. 机体活动和(或)感觉障碍

活动障碍多由神经损伤、手术麻醉或制动造成,自主活动能力减退或丧失使局部组织长期受压,血液循环障碍而发生压疮。感觉受损可造成机体对伤害性刺激反应障碍,保护性反射迟钝,长时间受压后局部组织坏死而导致压疮发生。

8. 急性应激因素

急性应激使机体对压力的敏感性增加,导致压疮发生率增高。此外,急性应激引起体内代谢紊乱,应激激素大量释放,中枢神经系统和神经内分泌传导系统发生紊乱,机体内环境的稳定性被破坏,机体组织失去承压能力,从而引发压疮。

(二)压疮的分期

压疮的发生为渐进性过程,目前常用的分类系统是依据其损伤程度将压疮分为四期(图5-11)。

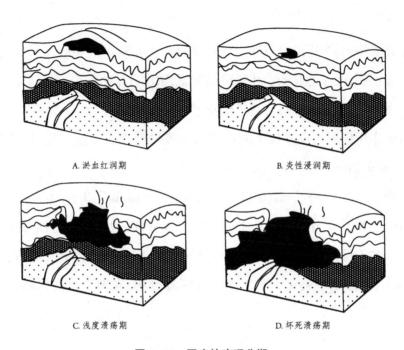

A. 淤血红润期

B. 炎性浸润期

C. 浅度溃疡期

D. 坏死溃疡期

图 5-11　压疮的病理分期

1. I 期

淤血红润期,此期为压疮初期。皮肤完整,表现为红、肿、热、痛或麻木,出现压之不褪色红斑。此期皮肤完整性未被破坏,仅出现暂时性血液循环障碍,为可逆性改变。

2. II 期

炎性浸润期,皮肤的表皮层、真皮层或二者发生损伤或坏死。受压部位呈紫红色,皮下产生硬结。皮肤因水肿而变薄,常有水疱形成,且极易破溃。水疱破溃后表皮脱落显露潮湿、红润的创面,病人有疼痛感。

3. Ⅲ期

浅度溃疡期,全层皮肤破坏,可深及皮下组织和深层组织。表皮水疱逐渐扩大、破溃,真皮层创面有黄色渗出液,感染后表面有脓液覆盖,致使浅层组织坏死,形成溃疡,疼痛感加重。

4. Ⅳ期

坏死溃疡期,为压疮严重期。坏死组织侵入真皮下层和肌肉层,感染向周边及深部扩展,可深达骨面。坏死组织发黑,脓性分泌物增多,有臭味。严重者细菌入血可引起脓毒败血症,造成全身感染,甚至危及生命。

然而当压疮创面覆盖较多的坏死组织或局部皮肤出现紫色、焦痂等改变时,难以准确划分。

因而,美国压疮咨询委员会(National Pressure Ulcer Advisory Panel, NPUAP)于 2007 年首次提出在Ⅰ—Ⅳ期压疮分期的基础上,增加可疑深部组织损伤期和不可分期压疮。新的压疮分期进一步描述了局部组织损伤累及的深度和结构,澄清了临床上难以划分的压疮分期,有助于提高判断分期的准确性。

(三)压疮的评估

及时(入院 8 小时内)、动态、客观、综合、有效地进行结构化风险评估,判断危险因素、识别压疮发生的高危人群及确定易患部位,从而对压疮高危人群制定并采取个体化预防措施是有效预防压疮的关键。

1. 危险因素

评估内容包括:①皮肤状态评估;②行为/行动能力评估;③灌注及氧合;④营养状态;⑤皮肤潮湿度;⑥其他:年龄、体温、感觉、血液学指标及健康状况。

评估时可使用风险评估工具,通过评分方式对病人发生压疮的危险因素进行定性和定量的综合分析,由此判断其发生压疮的危险程度,降低压疮预防护理工作的盲目性和被动性,提高压疮预防工作的有效性和护理质量。常用的风险评估工具包括 Braden 危险因素评估表、Norton 压疮风险评估量表、Waterbw 压疮风险评估量表及 Andersen 危险指标记分法等。应用压疮风险评估工具时需根据病人的具体情况进行动态评估,并及时修正措施,实施重点预防。

(1)Braden 危险因素评估表:是目前国内外用来预测压疮发生的较为常用的方法之一(表5-9),对压疮高危人群具有较好的预测效果,且评估简便、易行。Bmden 危险因素评估表的评估内容包括感觉、潮湿、活动力、移动力、营养及摩擦力和剪切力6个部分。总分值范围为6~23分,分值越少,提示发生压疮的危险性越高。评分≤18分,提示病人有发生压疮的危险,建议采取预防措施。

表 5-9　Braden 危险因素评估表

项目	1分	2分	3分	4分
感觉:对压力相关不适的感受能力	完全受限	非常受限	轻度受限	未受损
潮湿:皮肤暴露于潮湿环境的程度	持续潮湿	潮湿	有时潮湿	很少潮湿
活动力:身体活动程度	限制卧床	坐位	偶尔行走	经常行走
移动力:改变和控制体位的能力	完全无法移动	严重受限	轻度受限	未受限
营养:日常食物摄取状态	非常差	可能缺乏	充足	丰富
摩擦力和剪切力	有问题	有潜在问题	无明显问题	—

(2)Norton 压疮风险评估量表:也是目前公认用于预测压疮发生的有效评分方法(表5-10),特别适用于老年病人的评估。Norton 压疮风险评估量表评估5个方面的压疮危险因素:身体状况、精神状态、活动能力、灵活程度及失禁情况。总分值范围为5~20分,分值越少,表明发生压疮的危险性越高。评分≤14分,提示易发生压疮。由于此评估表缺乏营养状态的评估,故临床使用时需补充相关内容。

表 5-10　Norton 压疮风险评估量表

身体状况	精神状态	活动能力	灵活程度	失禁情况
良好　4	思维敏捷　4	可以走动　4	行动自如　4	无失禁　4
一般　3	无动于衷　3	需协助　3	轻微受限　3	偶有失禁　3
不好　2	不合逻辑　2	坐轮椅　2	非常受限　2	经常失禁　2
极差　1	昏迷　1	卧床　1	不能活动　1	二便失禁　1

2. 高危人群

压疮发生的高危人群包括:①神经系统疾病病人;②脊髓损伤病人;③老年病人;④身体衰弱、营养不良病人;⑤肥胖病人;⑥水肿病人;⑦疼痛病人;⑧发热病人;⑨使用医疗器械病人;⑩手术病人。对上述高危人群需加强压疮预防与管理。

3. 易患部位

(1)长期受压及缺乏脂肪组织保护、无肌肉包裹或肌层较薄的骨隆突处。卧位不同,受压点不同,好发部位亦不同(图 5-12)。

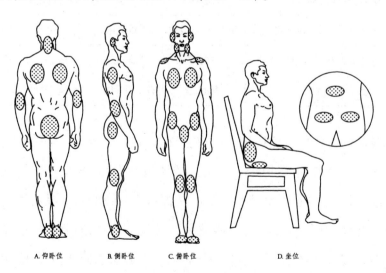

A. 仰卧位　　　　B. 侧卧位　　　　C. 俯卧位　　　　D. 坐位

图 5-12　压疮好发部位

仰卧位:好发于枕骨粗隆、肩胛部、肘部、脊椎体隆突处、舐尾部及足跟部。

侧卧位:好发于耳廓、肩峰、肋骨、肘部、髋部、膝关节内外侧及内外踝处。

俯卧位:好发于面颊部、耳廓、肩部、女性乳房、男性生殖器、髂嵴、膝部及足尖处。

坐位:好发于坐骨结节处。

(2)医疗器械与皮肤接触的相关部位:如无创面罩、连续加压装置、夹板、支架、尿管等医疗器械与皮肤接触的部位。

(四)压疮的预防

压疮预防的关键在于加强管理,消除危险因素。压疮一旦发生,会对病人及其家庭乃至社会产生不利影响,因而压疮的预防尤为重要。精心、科学的护理可将压疮的发生率降到最低程度。为此,要求护士在工作中做到"六勤",即勤观察、勤翻身、勤按摩、勤擦洗、勤整理及勤更换。交接班时,护士应严格、细致地交接病人的局部皮肤情况和护理措施的执行情况。

但是,并非所有的压疮均可预防。某些病人由于特殊的自身条件使压疮在所难免,如严重负氮平衡的恶病质病人,因软组织过度消耗失去了保护作用,损伤后自身修复亦困难,难以预防压疮的发生。另外,因某些疾病限制翻身,也难以预防压疮的发生。如神经外科病人需要镇静剂以减少颅内压增高的危险,翻身不利于颅内压稳定;成人呼吸窘迫综合征病人改变体位时可引起缺氧。

1. 进行皮肤评估

系统、全面的皮肤评估对于压疮的预防、分类、诊断及治疗至关重要。评估时需检查皮肤有无红斑,若有红斑需鉴别红斑范围和分析红斑产生原因。此外,皮肤评估时还应评估皮肤温度、有无水肿和疼痛,以及相对于周围组织硬度的改变。需要注意的是,医疗器械下方和医疗器械周围受压皮肤需检查有无压力相关损伤。

2. 采取预防性皮肤护理措施

保护皮肤、预防皮肤损伤的措施包括：①摆放体位时避免红斑区域受压；②保持皮肤清洁干燥，避免局部不良刺激；③禁止按摩或用力擦洗压疮易患部位的皮肤，防止造成皮肤损伤；④失禁病人制定并执行个体化失禁管理计划；⑤使用皮肤保护用品或采取隔离防护措施，预防皮肤浸渍。

3. 进行营养筛查与营养评估

营养不良既是导致压疮发生的原因之一，也是直接影响压疮进展和愈合的因素。因此，对于压疮高危人群需进行营养筛查以判断营养不良风险。经筛查有营养不良风险者，需进行全面营养评估并制定个体化营养治疗计划。合理膳食是改善病人营养状况、促进创面愈合的重要措施。因此，在病情允许情况下，给予压疮高危人群高热量、高蛋白及高维生素饮食，增强机体抵抗力和组织修复能力，并促进创面愈合。维生素 C 和锌对伤口愈合具有重要作用，对于压疮高危人群可适当给予补充。

4. 进行体位变换

体位变换可间歇性解除压力或使压力再分布，避免局部组织长期受压，从而减轻受压程度。

经常翻身是长期卧床病人最简单而有效地解除压力的方法。翻身频率需根据病人的组织耐受度、移动和活动能力、病情以及皮肤状况而定。一般每 2 小时翻身一次，必要时每 30 分钟翻身一次。变换体位时需掌握翻身技巧或借助辅助装置，避免推、拉、推等动作，避免皮肤受摩擦力和剪切力的作用。

体位变换后需合理摆放体位。长期卧床病人，可采用 30° 斜侧卧位，避免采用使压力加大的躺卧姿势，如 90° 侧卧位或半坐卧位；且在病情允许情况下床头抬高角度限制于 30° 内，避免身体下滑而形成剪切力；长期坐位病人，除需注意维持其稳定性及全范围活动性外，还应注意保持合适坐姿以减轻剪切力和压力对皮肤和软组织的作用。体位变换后需合理选择体位装置进行局部减压。

环形或圈形器械因边缘产生高压区,导致周围组织血液循环障碍而损害组织,已不推荐使用。天然羊皮垫有助于预防压疮。

变换体位的同时,应评估病人皮肤情况,建立床头翻身记录卡(表5-11),记录翻身时间、卧位变化及皮肤情况。

表5-11　翻身记录卡

姓名:　　　　　　　　　　　　　　　床号:

日期/时间	卧位	皮肤情况及备注	执行者

5. 选择和使用合适的支撑面

支撑面是指用于压力再分布的装置,可调整组织负荷和微环境情况,如泡沫床垫、气垫床、减压坐垫等。选择支撑面时需考虑病人制动的程度、对微环境控制和剪切力降低的需求、病人的体型和体重,以及压疮发生的危险程度等因素。需要注意的是,尽管使用支撑面,仍需不断进行体位变换以预防压疮发生。

6. 鼓励病人早期活动

早期活动可降低因长期卧床造成病人临床情况恶化的风险,活动频率和活动强度需根据病人耐受程度和发生压疮危险程度决定。在病情允许情况下,协助病人进行肢体功能练习,鼓励病人尽早离床活动,预防压疮发生。

7. 预防医疗器械相关压疮

采取措施预防医疗器械相关压疮:①合理选择和正确使用医疗器械:选择医疗器械时避免压力和(或)剪切力所致的损伤,使用时佩戴合适,避免过度受压,在不造成额外压力的情况下防止脱落。②定期评估皮肤,做好皮肤护理:每天至少检查医疗器械下方或周围皮肤两次,观察有无压力相关损伤的迹象,并注意保持医疗器械下方皮肤的清洁干燥。对于局限性或全身性水肿病人需增加皮肤评估次数。③采取压力再分布措施:通过调整体位、交替使用或重新放置医疗器械,使医疗器械所致压力得以再分布。④使用预防性敷料。

8. 实施健康教育

确保病人和家属的知情权,使其了解自身皮肤状态及压疮的危害,指导其掌握预防压疮的知识和技能,如营养知识、翻身技巧及预防皮肤损伤的技巧等,从而鼓励病人及家属有效参与或独立采取预防压疮的措施。

(五)压疮的治疗与护理

压疮的治疗采取局部治疗和全身治疗相结合的综合性治疗措施。

1. 全身治疗与护理

积极治疗原发病,补充营养和进行全身抗感染治疗等。良好的营养是创面愈合的重要条件,因此应给予病人平衡饮食,增加蛋白质、维生素及微量元素的摄入。对长期不愈的压疮,可静脉滴注复方氨基酸溶液。低蛋白血症病人可静脉输入血浆或人血清蛋白,提高血浆胶体渗透压,改善皮肤血液循环。胃肠道摄入、消化和吸入营养障碍者可采用全胃肠外营养治疗,保证营养物质供给以满足机体代谢需要。此外,遵医嘱给予抗感染治疗,预防败血症发生。同时加强心理护理,消除不良心境,促进身体早日康复。

2. 局部治疗与护理

除可采取上述压疮预防措施用于压疮的局部治疗和护理外,还需根据压疮各期创面的特点和伤口情况,采取针对性的治疗和护理措施。Ⅰ期淤血红润期压疮的护理重点是去除致病原因,保护局部皮肤,促进局部血液循环,防止压疮继续发展;Ⅱ期炎性浸润期的护理重点是保护皮肤,加强创面水疱内渗液的保护和处理,预防感染;Ⅲ期和Ⅳ期溃疡期的护理重点是清洁伤口,清除坏死组织,妥善处理伤口渗出液,促进肉芽组织生长,预防和控制感染。

(1)压疮评估及愈合监测:全面的压疮评估是制定压疮治疗和护理方案的前提。初始评估后,需每周进行压疮评估至少一次,评估内容包括压疮的部位、分期、大小(长、宽、深)、颜色、组织类型、创缘、窦道、潜行、瘘管、渗出、气味及伤口周围情况等。每次更换敷料时需根据创面情况、渗出液变化和有无感染迹象等判断压疮是否改善或恶化。若伤口面积增大、组织类型改变、伤口渗液增多或出现临床感染等其他迹象,提示压疮恶化,需及时调整治疗方案;若渗液减少、伤口面积缩小和创面组织好转提示压疮愈合良好。

压疮的愈合监测由医疗专业人员辅以压疮评估工具和数字成像得以完成,对压疮愈合过程进行精确测量和描述有助于评价伤口的愈合趋势,为进一步治疗提供依据。常用于评估压疮愈合过程的量表包括 Bates-Jensen 伤口评价工具(Bates-Jensen Wound Assessment Tool,BWAT)、压疮愈合量表(Pressure Ulcer Scale for Healing,PUSH)和压疮状态工具(Pressure Sore Status Tool,PSST)等。

(2)疼痛评估与处理:压疮会产生痛感,无论在静息状态和进行治疗和护理操作时均可出现。因而,做好压疮相关性疼痛的评估、预防和管理,尤其是预防和减轻治疗和护理操作所致的疼痛至关重要。如为病人变换体位时可使用吊带或转运床单以减少摩擦力和剪切力,同时保持床单平整无皱褶;摆放体位时避开压疮部位和避免采用导致压力增加的体位;选择敷料时选择更换频率低、容易去除的敷料,避免对皮肤产生机械性损伤。在伤口治疗和护理操作开始前需采取充分的疼痛控制手段。

(3)使用伤口敷料:湿性伤口愈合理论提出,适度湿润、密闭、微酸(接近于皮肤 pH)、低氧或无氧且接近于体温的伤口环境为创面愈合的适宜环境。随着湿性伤口愈合理论的提出及创面愈合病理生理过程的深入研究,湿性敷料不断改进并发展,目前已广泛用于压疮的临床治疗。常用的湿性敷料包括水胶体敷料、透明膜敷料、水凝胶敷料、藻酸盐类敷料、泡沫敷料、银离子敷料、硅胶敷料和胶原基质敷料等。每种类型敷料具有各自的优缺点和临床适应证,需根据保持创面湿性环境的特性、伤口渗出物的性质和量、创面基底组织状况、压疮周围情况、压疮大小、深度和部位,以及是否存在瘘管和(或)潜行等因素进行选择。

(4)伤口护理:包括清洗和清创。①清洗:每次更换敷料时需进行伤口清洗,以清除表面残留物和敷料残留物。伤口清洗液需根据伤口类型进行选择,创面无感染时多采用对健康组织无刺激的生理盐水进行冲洗,对确诊感染、疑似感染或疑似严重细菌定植的压疮,需根据创面细菌培养及药物敏感试验结果选择带有表面活性剂和(或)抗菌剂的清洗液。清洗时需避免交叉感染,并注意窦道、潜行或瘘管的处理;②清创:指清除压疮创面或创缘无活力的坏死组织。常用的清创方法包括外科清创、保守锐性清创、自溶性清创、生物性清创和机械性清创,清创方法需根据病人的病情和耐受性、局部伤口坏死组织情况和血液循环情况选择。对于免疫缺陷、供血障碍和全身败血症期间未采用抗生素治疗的病人,清创应慎重。

(5)药物治疗:为控制感染和增加局部营养供给,可于局部创面采用药物治疗,如碘伏、胰岛素等,或采用具有清热解毒、活血化瘀、去腐生肌的中草药治疗。

(6)手术治疗:对于经保守治疗无效的Ⅲ期和Ⅳ期压疮,或已发展为蜂窝织炎或疑似有败血症,或伴有潜行、窦道/瘘管和(或)广泛坏死组织的压疮,可采用手术方法予以修复。护士需加强围术期护理,如术后体位减压,密切观察皮瓣的血供情况和引流物的性状,加强皮肤护理,减少局部刺激等。

(7)其他新兴治疗方法:如将生长因子、生物物理方法等用于压疮治疗。

压疮是全身、局部因素综合作用所引起的皮肤组织变性、坏死的病理过程。护士只有认识到压疮的危害性,了解其病因和发生发展规律,综合考虑压疮的危险因素,掌握其防治技术,才能自觉、有效地做好压疮防治工作。护理中应强化"预防为主,立足整体,重视局部"的观念,使压疮护理走向科学化、制度化、程序化和人性化。

参考文献

[1] 陈安民,徐永健.医院感染预防与控制指南[M].北京:科学出版社,2013.

[2] 蔡东联.实用营养师手册[M].上海:第二军医大学出版社,1998.

[3] 蔡威,邵玉芬.现代营养学[M].上海:复旦大学出版社,2010.

[4] 曹伟新.外科护理学[M].3版.北京:人民军医出版社,2002.

[5] 陈桂涛,宫新华,吴桂玲.医院用新型多功能病床[J].临床工程,2010,25(7):105-106.

[6] 陈建国.药理学[M].北京:科学出版社,2007.

[7] 陈蕾,李伟长.临终关怀与安乐死曙光[M].北京:中国工人出版社,2004.

[8] 陈宁,叶陈前.实用疼痛治疗手册[M].北京:北京医科大学和医科大学联合出版社,1995.

[9] 陈皮.睡眠的革命[M].北京:经济管理出版社,2008.

[10] 陈萍,陈伟,刘丁.医院感染学教程[M].北京:人民军医出版社,2003.

[11] 陈士新.医院感染的管理与控制[J].中华医院感染学杂志,2009,19(20):2751-2752.

[12] 陈慰峰.医学免疫学[M].4版.北京:人民军医出版社,2004.

[13] 陈文彬,潘祥林.诊断学[M].8版.北京:人民卫生出版社,2013.